Elisabeth Portmann
Wolfgang E. Nebmaier

Revolution in der Osteoporose-Therapie

Knaur

Die in diesem Buch beschriebenen Heilmethoden sollten mit Vorsicht und niemals unter Zeitnot stehend ausgeführt werden. Die Autoren und der Verlag sind für keinerlei Folgen verantwortlich, die durch unrichtige, unzulängliche oder übertriebene Anwendung entstehen. Bei unklarer Diagnose und gesundheitlichen Störungen muß ein Arzt oder Heilpraktiker konsultiert werden.

Originalausgabe August 1997

Umschlagillustration: Susannah zu Knyphausen
Satz: Ventura Publisher im Verlag
Druck und Bindung: Clausen & Bosse, Leck
Printed in Germany
ISBN 3-426-76154-8

5 4 3 2 1

ALTERNATIV HEILEN

Herausgegeben von Gerhard Riemann

Elisabeth Portmann ist Yogalehrerin und Heilpraktikerin. Bereits während ihrer langjährigen Tätigkeit als Sport- und Bewegungstherapeutin hat sie sich intensiv mit den Zusammenhängen zwischen Bewegung, Entspannung und Knochenstoffwechsel auseinandergesetzt. Aufgrund des wachsenden öffentlichen Bewußtseins vertiefte sich seither ihr Interesse an der Aufklärung der Betroffenen über die wirklichen Ursachen und Hintergründe der Osteoporose.
In ihrer Praxis beschäftigt sich Elisabeth Portmann betont mit dem breiten Spektrum von Frauenthemen, besonders mit den Wechseljahren und der naturheilkundlichen Behandlung der dabei auftretenden Beschwerden.

Wolfgang E. Nebmaier, Heilpraktiker, arbeitet neben einer Reihe traditioneller Naturheilverfahren wie Pflanzenheilkunde und Ausleitungsverfahren mit Lithotherapie, Farbtherapie und Osteopathie. Seit Beginn seiner Praxistätigkeit ist ihm immer wieder die menschliche sowie medizinische Thematik des Klimakteriums begegnet und die Unzulänglichkeit pauschaler Östrogenersatztherapie nach klinischen Meßwerten oder aufgrund allgemeiner Angstpropaganda mit Osteoporose.
Diese Erfahrungen führten zur intensiven gemeinsamen Arbeit mit seiner Partnerin über das Hormonsystem, den Knochenstoffwechsel und deren Zusammenhänge. Das Ergebnis sind zwingende Ansätze zu Prävention und Therapie der Osteoporose, die weit über Linderung hinausgehen.

Die Autoren arbeiten in Ingolstadt und in ihrer Privatpraxis bei Pfaffenhofen.

Inhalt

1 Osteoporose ist kein Schicksal

»Mein Arzt sagt, ich muß Östrogene nehmen, sonst bekomme ich Osteoporose.«

Wenn man solche Aussagen von Patientinnen hört, wird einem klar, wie dringend es ist, Ansätze zu vermitteln, mit denen Frauen – am besten schon frühzeitig – dazu angeleitet werden, weder diese Krankheit als Schicksal zu akzeptieren noch künstliche Östrogenzufuhr als einzige Alternative zu Osteoporose hinzunehmen.
Wenn man von einigen seltenen, durch Medikamente verursachten Formen absieht, muß man sich dazu einige Punkte vergegenwärtigen:

- Nur jede dritte Frau ist überhaupt von dieser Krankheit betroffen.
- Mit rechtzeitiger Vorbeugung kann man geradezu garantieren, daß es niemals zu einem Knochenmasseverlust gefährlichen Ausmaßes kommen wird.
- Auch in späteren Jahren läßt sich durch Formen von Sport und Bewegungstherapie bereits eingetretene Osteoporose wieder vollständig rückgängig machen, d. h. heilen.
- Es sind erschwingliche Verfahren in Entwicklung, mit denen selbst bei akuter Bruchgefahr und minimaler Knochendichte beispielsweise der Schenkelhalsbruch oder die Hüftoperation abzuwenden sind.

Weder Vorbeugung noch Therapie der Osteoporose dürfen sich mit Schadensbegrenzung zufriedengeben. Und die Frau,

die keine Osteoporose-Patientin werden will, muß von sich und ihren Therapeuten Alternativen zum Medikamentenkonsum und eine Chance auf Heilung fordern, auf ein Leben, das nicht durch Bewegungseinschränkungen beeinträchtigt ist.
Die Vorgänge, die dazu führen, daß ab etwa dem 35. Lebensjahr besonders der weichere Kern des Knochens an Dichte abnimmt, sind ebensowenig eine Krankheit wie graue Haare. Sie sind aber, im Gegensatz zu grauen Haaren, in viel größerem Maß von der Lebensweise und Einstellung des einzelnen beeinflußbar. Wir halten es für falsch, den Menschen für ihre Krankheiten mit erhobenem Zeigefinger die Schuld zuzuweisen. Es ist dagegen vielfach wissenschaftlich belegt, daß Lebensfreude und Selbstachtung so mitreißend sein können, daß sich auch die Knochenzellen nicht erwehren können und wieder in Schwung kommen.
Um eine solche Zielvorstellung des gesunden und lebensfreudigen Knochens zu ermöglichen, wollen wir innerhalb dieses Buches

- erklären, warum Frauen von Osteoporose viel stärker betroffen sind;
- die Vorgänge innerhalb des Knochenstoffwechsels, des Calciumhaushalts und des Hormonsystems beschreiben;
- erläutern, wie diese Systeme zusammenhängen;
- aber auch falsche Verbindungen und irrige Rückschlüsse korrigieren und
- fehlende Schritte zum Verständnis der Vorgänge ergänzen.

Dies ist ein Sachbuch zum Lesen, spannend genug, daß es sogar hin und wieder schwierig sein darf.

2 Fälle aus der Praxis

Die nachfolgend beschriebenen Fälle stimmen in die Thematik dieses Buches auf ähnliche Weise ein, wie sie uns als Therapeuten begegnet ist. Fall für Fall wird es klarer, wie viele Menschen, in der Mehrzahl Frauen, unter einer herkömmlichen Diagnose und Therapie leiden. Doch ohne von anderen Möglichkeiten überhaupt zu wissen, ist man der Bevormundung durch Ärzte und Pharmakonzerne hilflos ausgeliefert.

Sigrid T.

Sigrid T. ist 60 Jahre alt, sieht jedoch weitaus jünger aus. Seit vielen Jahren nimmt sie regelmäßig an unserer Wirbelsäulengymnastik teil. Sie ist relativ schlank, hat aber eine schlechte Haltung. Als Sigrid 29 war, wurde ihr einziges Kind, eine Tochter, geboren. Danach nahm sie 20 Jahre lang die Pille.

Als sie 50 wird, sagt ihre Ärztin zu ihr: »Jetzt sollten wir allmählich wechseln, jetzt nehmen Sie andere Hormone.« Außerdem wird Sigrid gewarnt, daß sie nach jahrelanger Einnahme der Pille sehr in Gefahr wäre, eine Osteoporose zu entwickeln, wenn sie diese »anderen Hormone« nicht nähme. Eine Messung der Knochendichte hält die Ärztin für unnötig. Also werden Sigrid übergangslos Hormone verschrieben, gegen klimakterische Erscheinungen und als Vorbeugung gegen Osteoporose, und sie nimmt sie auch einige Jahre.

Eines Nachts wird sie von ihrem Mann mit äußerst heftigen Bauchschmerzen ins Krankenhaus eingeliefert. Man nimmt eine Notoperation vor. Zwei Tage danach, als sie sich ein wenig vom Schlimmsten der Operation erholt hat, erzählt man ihr: »Sie hatten wirklich Glück! Sie wären fast gestorben.« Man erklärt ihr, daß sich ein Gallenstein gelöst hatte und im gemeinsamen Gang von Galle und Bauchspeicheldrüse steckengeblieben war. Die Folge war eine lebensbedrohliche Entzündung der Bauchspeicheldrüse.

Nach der Operation ist die akute Gefahr gebannt, und die Patientin erholt sich relativ schnell. Drei Monate später kommt sie wieder zur Wirbelsäulengymnastik. Auf die Frage, ob und welche Hormone sie nehme, antwortet Sigrid: »Nie wieder Hormone! Es geht mir jetzt ohne die Östrogene besser als jemals zuvor. Außerdem bin ich auch auf meine Ärztin sehr böse. Sie hatte gewußt, daß ich eine sehr empfindliche Leber und Gallensteine habe, und sie hat mich nicht darauf aufmerksam gemacht, daß ich unter diesen Umständen keine Hormone hätte nehmen dürfen.«

Übrigens hat sich das jugendliche Aussehen von Sigrid nicht gewandelt, seit sie die Östrogene abgesetzt hat. Eine kürzlich durchgeführte Knochendichtemessung ergab einen recht guten Durchschnittswert von 87 Prozent.

Anne-Marie R.

Anne-Marie R., 52, leitete jahrelang Gymnastikgruppen, unter anderem auch Jazzgymnastik. Vor einiger Zeit rief sie an und sagte, sie hätte große Angst vor »der« Operation. Sie erzählte folgende Geschichte:

Sie weiß, daß sie ein Myom* hat und daß sie Kalkspritzer in der Brust hat. Beides wurde ihr vom Arzt bestätigt. Anne-

* Erklärung medizinischer Fachbegriffe im *Glossar* am Ende des Buches

Marie möchte aber jung bleiben, und ihr Arzt sagt: »Dann müssen Sie eben Hormone nehmen, denn wenn Sie Hormone nehmen, dann bekommen Sie auch keine Osteoporose. Das ist dann sowieso besser.« Der Arzt, der ihr die Hormone verordnet, ist ihr Gynäkologe, der sie seit vielen Jahren kennt. Eine Knochendichtemessung wird nicht vorgenommen. Mit 48 bekommt sie also eine Hormonersatztherapie verschrieben.

Das Myom wird immer größer, die Kalkspritzer in der Brust vermehren sich. Das Myom wird letztlich so groß, daß es Anne-Maries Blasenfunktion beeinträchtigt. Sie kann keine Gymnastikstunde mehr geben, ohne die Turnhalle mit ganz feuchter Einlage zu verlassen. Die Situation deprimiert sie sehr.

Die Stimmung ihres Gynäkologen scheint ungebrochen: »Jetzt ist Ihr Myom halt durch die Hormone gewachsen, jetzt müssen wir eben operieren. Wenn Sie meine Frau wären, würde ich Sie gleich operieren und die Eierstöcke auch mit entfernen. Und die größte Ansammlung der Kalkspritzer nehmen wir auch mit raus, und den Leistenbruch auf der rechten Seite operieren wir auch gleich, dann geht das alles in einem, mit einer Narkose.«

Der Operationstermin rückt näher, Anne-Marie R. hat schreckliche Angst davor und ruft mehrmals äußerst besorgt an. Sie wird operiert. Zwei Wochen danach ruft sie wieder an:

»Nein, was ich durchgemacht habe! Eigentlich müßte jede Frau eine solche Operation durchmachen; man sieht das Leben dann mit ganz anderen Augen. Kannst du dir vorstellen, diese vielen Schläuche am ganzen Körper, und das eine ganze Woche lang, das ist einfach schrecklich!«

Auf die vorsichtige Frage nach Hormonen antwortet sie:

»Am ersten Tage nach der Operation habe ich die erste Sprit-

ze bekommen, und seitdem nehme ich meine Hormontabletten.«
Kurz nach der Operation beendet sie ein romantisches Verhältnis mit einem anderen Mann und kehrt zu ihrem Ehemann zurück, der sie sehr unterdrückt. Sie geht auch möglichst nicht mehr außer Haus, sondern bleibt zu Hause, steht zur Verfügung, gibt auch Gymnastikstunden für Herzpatienten nur am Vormittag, damit es dem Ehemann nicht von »seiner« Zeit abgeht.
Ein knappes Jahr später räumt Anne-Marie in einem Gespräch ein, daß es wohl doch ein Fehler war, zu ihrem Ehemann zurückzukehren.

Brigitte M.

Brigitte M., 72 Jahre alt, eine sehr unternehmungslustige Frau, Teilnehmerin eines unserer Yogakurse.
Um das 60. Lebensjahr wird bei ihr eine hochgradige Osteoporose festgestellt, und man prophezeit ihr ein Leben im Rollstuhl. Ihr Ehemann schleppt sie von Arzt zu Arzt. Endlich findet man einen Arzt, der ihr den Rat gibt, Yoga zu machen.
Brigitte kommt in unseren Yogakurs und fängt mit diesem Tag an, ganz konsequent und diszipliniert Yoga zu betreiben; auch zu Hause macht sie jeden Tag eine Stunde Yoga. Dazu erhält sie ein natürliches Präparat zur Calciumzufuhr und gegen die Knochenschmerzen.
Heutige Befunde zeigen keinerlei Anzeichen einer Osteoporose mehr; Brigitte hat vollkommen intakte Knochen. Sie bewegt sich für eine Frau ihres Alters erstaunlich geschmeidig. Sie ist eine Frau, die auch in ihrem Alter noch gut anzusehen ist.

Hildegard V.

Hildegard V., 76 Jahre alt, ist zweimal verwitwet und sieht blühend aus.
Vor sechs Jahren kommt sie in die Praxis und klagt über morgendliche Gleichgewichtsstörungen. Dazu erzählt sie ihre Geschichte:
Vorbeugend, »damit Sie sich nicht in zehn Jahren Ihren Schenkelhals brechen«, hatte Hildegard seit über 20 Jahren von ihrem Arzt Östrogene verschrieben bekommen. (Er führt natürlich auch ihr gutes Aussehen auf die Östrogene zurück.)
Auf die Frage nach der Verträglichkeit antwortet sie: »Ja, es geht schon. Nur bekomme ich ungefähr alle drei Monate eine Abbruchblutung. Und da geht's mir dann nicht gut. Die Abbruchblutung ist immer sehr heftig und dauert mindestens zehn Tage. Und in diesen zehn Tagen kann ich dann gar nicht außer Haus gehen, weil's mir da so schlechtgeht.«
Die Östrogene werden abgesetzt, die Abbruchblutungen sind vorbei. Heute erfreut sie sich bester Gesundheit. Im Winter geht sie täglich zum Skilanglaufen. Dreimal in der Woche spielt sie Tennis, im Winter in der Halle. Bedenken, daß Tennis doch sehr hart für die Knochen sei, schlägt sie in den Wind. Sie hat keine Angst mehr vor Stürzen oder Schenkelhalsbrüchen.

Regina L.

Regina L., 38 Jahre alt, Mutter von fünf Töchtern, die jeweils im Abstand von einem Jahr geboren wurden. Nach dem fünften Kind erleidet sie einen massiven Gebärmuttervorfall. Die Ärzte legen ihr nahe, die Gebärmutter gleich ganz herauszuoperieren. Sie wolle doch sicher keine Kinder mehr, und

mit diesem Gebärmuttervorfall hätte sie doch nur Schwierigkeiten.
Sie willigt ein, weil man ihr glaubhaft gemacht hat, »die Gebärmutter ist doch nicht mehr wichtig, wenn man keine Kinder mehr bekommen will«. Also wird ihr mit 26 die Gebärmutter entfernt.
Seit ihrem 34. Lebensjahr erhält sie von ihrer Gynäkologin Hormone »für die Frau im Klimakterium«, denn, so die Gynäkologin, »da Sie so lange schon keine Gebärmutter mehr haben, befindet sich Ihr Körper im vorzeitigen Klimakterium. Und um den Körper vor Osteoporose, vor Herzinfarkt und vor Blasenschwäche zu schützen, muß man ihm Hormone geben.« Da Reginas Mutter bereits mit 70 ein Pflegefall ist und sich bei Reginas Töchtern in zunehmendem Maße Störungen der Knochenbildung zeigten, spricht sie auf die Warnung vor Osteoporose an und nimmt die verschriebenen »natürlichen« Östrogene.
Drei Jahre später veranlaßt ihre Ärztin eine Knochendichtemessung, die eine Knochendichte von nur 80 Prozent ergibt, für eine 37jährige Frau viel zu niedrig. Daraufhin wird anstelle der Östrogen-Gestagen-Kombination ein reines Östrogen verordnet.
Im Jahr darauf, mit 38, stellen sich dennoch massive Wechseljahrebeschwerden ein. Regina hat mehrere Male in der Nacht extreme Hitzewallungen. Nicht nur Nachthemd, sondern auch Bettuch und Kopfkissen sind tropfnaß geschwitzt. Sie hat eine ganz trockene Scheide und kann deshalb mit ihrem Ehemann auch keinen sexuellen Kontakt mehr haben. Sie hat bereits oft unabsichtlichen Urinabgang, leidet unter Depressionen und hat regelmäßig, meist in der Nacht, Nierenkoliken.
Nach längerem Überlegen erhält Regina L. grundlegende Ernährungsratschläge; dazu geben wir ihr Medikamente gegen

die Hitzewallungen, gegen die Nierenkoliken (aufgrund der langjährigen Überbelastung durch Hormone) und gegen die Depressionen. Schließlich bekommt sie eine weitere Aufgabe für zu Hause: täglich mehrmals sechs Beckenbodenübungen gegen ihre Inkontinenz (Blasenschwäche).
Heute, ein Jahr später, geht es Regina sehr gut. Sie kommt einmal wöchentlich zum Yogaunterricht. Zu Hause macht sie ihre täglichen Beckenbodenübungen und jeden Tag einmal eine Stunde Yoga. Sie bewegt sich frei und locker, ohne Angst vor Inkontinenz, ohne Angst vor Osteoporose. Denn eine erneute Knochendichtemessung ergab bereits einen Zuwachs auf 85 Prozent.

Mario B.

Mario B. ist 41 Jahre alt, sieht aber zehn Jahre älter aus. Er leidet seit seiner Jugend unter rheumatischen Beschwerden, die im Laufe der Jahre immer schlimmer wurden. Mit Anfang 30 bekam er Cortison verschrieben. Vor sieben Jahren wurde er für berufsunfähig erklärt, nachdem eine erste Knochendichtemessung sehr erniedrigte Werte ergab. Auf eine zweite Messung wurde damals verzichtet.
Mario beginnt, sich mit Naturheilkunde zu befassen und beschließt, auf eigene Faust die Cortisonpräparate allmählich abzusetzen. Statt dessen will er sich selbst mit Homöopathika behandeln.
Auf halbem Wege, vor etwa sechs Jahren, kommt er zu seinem ersten Gespräch in unsere Praxis, weil ihm nun doch von seinem Orthopäden Angst eingejagt wurde. Er ist fett, hat schmutzige Haut und auffallend schlechte Zähne. Wir bestärken ihn einerseits bei der schrittweisen Reduzierung der Cortisongaben; andererseits wird ihm zu einer Ernäh-

rungsumstellung geraten, zu einer gezielten Therapie von Niere, Milz und Lymphsystem, und er bekommt dazu auch mehrere Yogaübungen als Hausaufgaben.
Ein halbes Jahr danach ist das Cortison vollständig abgesetzt, und wir führen auf Marios eigene Anregung eine gezielte Cortisonausleitung durch. Eine Woche lang schleppt er sich wegen ungemein starker rheumatischer Schmerzen jeden Tag in die Praxis für Linderung. Danach leidet er einen Monat an einem schlimmen, extrem juckenden Ekzem an der Innenseite seiner Oberschenkel. Aber er hält sowohl seine Yogaübungen als auch seine Ernährung durch.
Mittlerweile hat Mario ein normales Gewicht, doch ist sein Gesicht gezeichnet vom Cortison. Er ist Mitglied in einer Radsportgruppe, wo er vor drei Jahren auch seine jetzige Frau kennengelernt hat. Sein einziges gesundheitliches Problem der letzten vier Jahre war eine schwere Grippe mit Lungenbeteiligung. Die Ehe ist zwar kinderlos, doch arbeitet Mario mit vollem Einsatz als Jugendtrainer in seinem Sportverein.

Harriet N.

Harriet N., 52 Jahre alt, sportlich aus Freude an der Bewegung, jedoch ohne mager zu sein. Sie erzählt uns ihre Geschichte:
»Vor etwa zehn Jahren fing es an mit Schmierblutungen bei immer noch sehr regelmäßiger Periode. Aber vor jeder Periode hatte ich drei Tage lang Schmierblutungen, manchmal auch fünf oder sogar zehn Tage lang, ganz unterschiedlich.«
Unter diesen Schmierblutungen leidet sie sehr, weil sie nach wie vor gerne viel in der Turnhalle ist, gerne schöne, enge

Gymnastikanzüge trägt und sich sonst überhaupt vollkommen fit fühlt. Die Schmierblutungen beunruhigen und verunsichern sie.
Ihre damalige Frauenärztin erklärt ihr, daß die Gestagene schon viel früher im Laufe des Lebens geringer werden als die Östrogene und daß die Schmierblutungen durch diesen Gestagenmangel verursacht wären. Schließlich werden Harriet die Schmierblutungen doch zu lästig, und sie läßt sich Gestagene verschreiben. Die Ärztin sagt dazu: »Wenn Sie Gestagene nehmen, dann hören die Schmierblutungen auf. Sie können 5 mg nehmen, und wenn das nicht hilft, dann nehmen Sie eben 10 mg, und wenn das nicht hilft, dann können Sie sich ja immer noch operieren lassen. Sie haben ja ohnehin ein kleines Myom, und das könnte man dann gleich mit operieren.«
Die Gestagene bringen keine Besserung der Schmierblutungen, nur die Periode wird immer unregelmäßiger, und die Blutung, oft schon am 18. Tag, ist sehr heftig, viel schlimmer als sonst. Nach einigen Monaten kann Harriet die Nebenwirkungen der Gestagene nicht mehr ertragen und setzt sie ab. Der Zyklus pendelt sich langsam wieder ein. Mit 45 läßt sich Harriet zum ersten Mal naturheilkundlich beraten.
Sie erzählt, wie sie unter den Unregelmäßigkeiten gelitten hatte, und fügt hinzu: »Mit was ich aber am wenigsten fertig geworden bin, war das Gefühl am Abend beim Einnehmen der Gestagene: ›Und jetzt nimmst du Dreck.‹ Das war wirklich in meinem Kopf, wörtlich dieser Satz: *›Und jetzt nimmst du Dreck.‹«*
Mittlerweile hat sich noch eine weitere Verunsicherung eingestellt. Man hat sie daran erinnert, daß sie in die letzten Jahre des Zweiten Weltkrieges hineingeboren wurde und deshalb in ihrer Kindheit sicher mangelernährt war. »Sie sind eine erstklassige Kandidatin für Osteoporose. Wenn Sie nicht

jetzt bald anfangen, Östrogene zu nehmen, dann kann es für Ihre Knochen zu spät sein.«

Zum Glück liegen Harriet Naturheilmittel, Sport und Yoga nicht fern. Besonders Yoga beginnt sie mit Begeisterung und wird sogar selbst zur Yogalehrerin.

Die Periode ist die letzten acht Jahre sehr regelmäßig. »Es war so, daß ich beispielsweise mittags das Gefühl hatte, ach, jetzt kommt die Periode; und am Abend war sie dann da. Für mich ist das ein wunderbares, neues Lebensgefühl, und ich fühle mich durch diese Erfahrung in der Überzeugung bestärkt: Verlasse dich nicht blind auf andere!«

3 Hormone

Chaos und Eigenregulation

Seit mehreren Jahren blüht ein neuer Zweig der Wissenschaft, die sogenannte Chaosforschung. Heute weiß man, daß übertriebene Anstrengungen, eine Ordnung aufrechtzuerhalten, fast immer mit Chaos oder Anarchie enden. Das gilt für politische Systeme ebenso wie für den Körper. Polizeistaaten führen fast immer zu Anarchie. Wenn das Herz mit seinen Anstrengungen, eine Ordnung aufrechtzuerhalten, überlastet ist, kann die Folge ein tödliches Herzflimmern sein.

Auf der anderen Seite weiß man, daß alle scheinbar unkontrolliert ablaufenden Vorgänge sich irgendwann zu einer Ordnung einpendeln. Übersetzt auf das Hormonsystem bedeutet dieser Grundsatz, daß Hormone allgemein nicht mehr als Stoffe zu betrachten sind, die nur von oben nach unten geregelt werden, wie das Leben in einem Polizeistaat. Viele Abläufe werden reguliert und bestimmt von den Zielorganen selbst, wie Haut, Muskeln, inneren Organen. Wenn man zuläßt, daß die Vorgänge in diesen Zielorganen nicht unter Kontrolle des Gehirns, sondern unter Eigenkontrolle ablaufen, dann stellt sich innerhalb des Gesamtsystems eine (stabile) Ordnung ein.

Um dieses komplexe Thema zumindest so weit zu klären, wie es für den Knochenstoffwechsel nötig ist, möchten wir Sie mit einigen grundlegenden Fakten vertraut machen.

Was sind Hormone?

Ähnlich wie im täglichen Arbeitsleben werden im Körper nicht nur Dinge von einem Ort zum anderen transportiert, sondern auch Informationen. Wenn es sich um sofort benötigte Information handelt, benützen wir im Arbeitsalltag das Telefon; wenn es weniger dringend ist oder am Ziel in greifbarer Form erwartet wird, dann schicken wir die Information als Brief.
Im Körper geschieht die Informationsübermittlung ebenfalls auf zweierlei Weise. Es gibt, stark vereinfacht:

- die Informationsvermittlung über die Nerven und
- die Informationsvermittlung über die Blutbahn.

Die Nervenübertragung (dem Telefon vergleichbar) wirkt praktisch sofort, ist aber nicht sehr flexibel. Der Informationstransport durch Substanzen (Hormone), die sich über Körpersäfte verteilen (die Blutbahn beispielsweise), ist zwar langsamer, kann dafür aber systemweit wirken. Diese *hormonelle* Informationsübertragung ist Thema dieses Kapitels.

Herkömmliche Übersicht des Hormonsystems

Sehr wahrscheinlich haben Sie so etwas wie das folgende Übersichtsdiagramm des Hormonsystems schon einmal irgendwo gesehen. Die herkömmliche Darstellung der hormonellen Regelkreise läßt sich in vielen anderen Publikationen nachlesen. In diesem Kapitel sollen dagegen die übergreifenden Zusammenhänge betont werden. Dennoch werden wir auch manche der Details erläutern, die für unsere Überlegungen besonders wichtig sind.

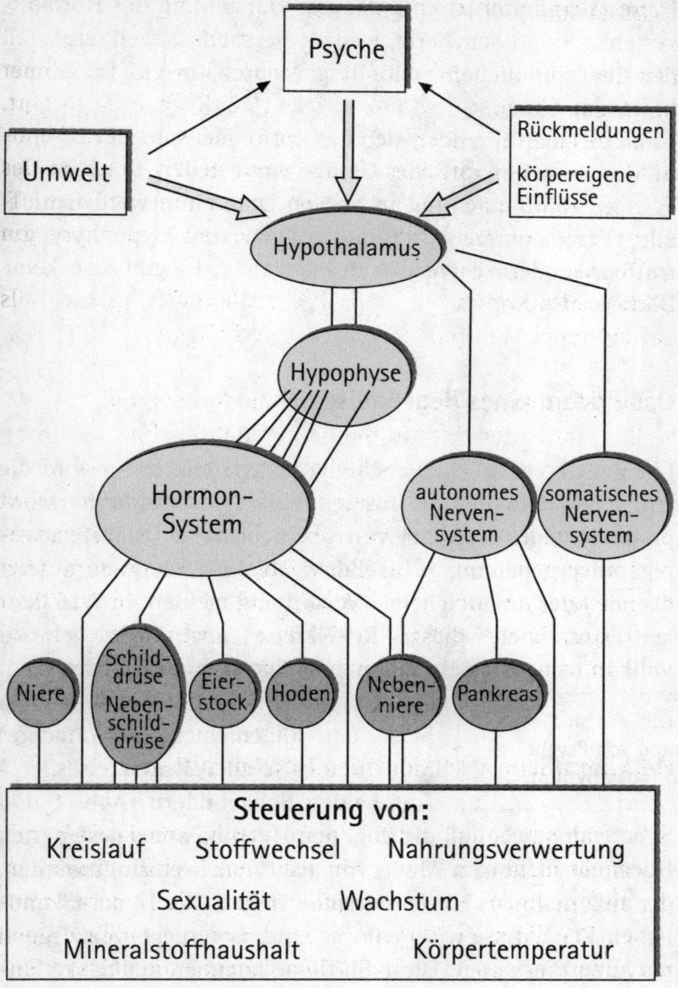

Abb. 1: Übliches Funktionsmodell des Hormonsystems

Dieses Diagramm ist eine gängige Darstellung des Hormonsystems. Sie ist schwierig, weil sie versucht, Regelkreise, Teil der unergründlichen Schöpfung Mensch, in ein Diagramm hineinzupressen.
Es ist viel zielführender, sich das Zusammenspiel der Hormone wie ein demokratisches Gefüge vorzustellen. Denn im Gegensatz zur Darstellung in diesem Diagramm werden nicht alle Entscheidungen in Hypothalamus und Hypophyse getroffen, sondern ebenso in den Organen. Es gibt also keine Diktatur des Kopfes.

Das Prinzip eines Regelkreises

Ein Regelkreis ist ein Verständigungssystem. Darin wird die Arbeit von Organen (in unserem Falle Drüsen oder hormonproduzierendes Gewebe) von übergeordneten Stellen angeregt oder gehemmt, je nachdem ob die Zielorgane ausreichende oder unzureichende Versorgung melden. In Wirklichkeit sind viele dieser Regelkreise noch nicht einmal vollkommen erforscht. Man begnügt sich daher meist mit Funktionsmodellen. Auf der folgenden Seite ein allgemeines, vereinfachtes Modell eines solchen Regelkreises.

> Regelkreise sind abhängig von Psyche und Tagesrhythmen.

Aus beiden Schaubildern (Abb. 1 und 2) ist ersichtlich, daß die über den Hypothalamus gesteuerten Hormone in hohem Maße von Faktoren beeinflußt werden, die außerhalb des Hormonsystems liegen. Der Hypothalamus ist ein Teil des Zwischenhirns und unterliegt vorwiegend nervalen Einflüssen. Diese Einflüsse kommen aus dem – unbewußten – zentralen Nervensystem, aus der Umwelt, aus unseren Gefühlen und Emotionen. Besonders unsere Empfindungen haben oft einen stärkeren Einfluß auf die körperli-

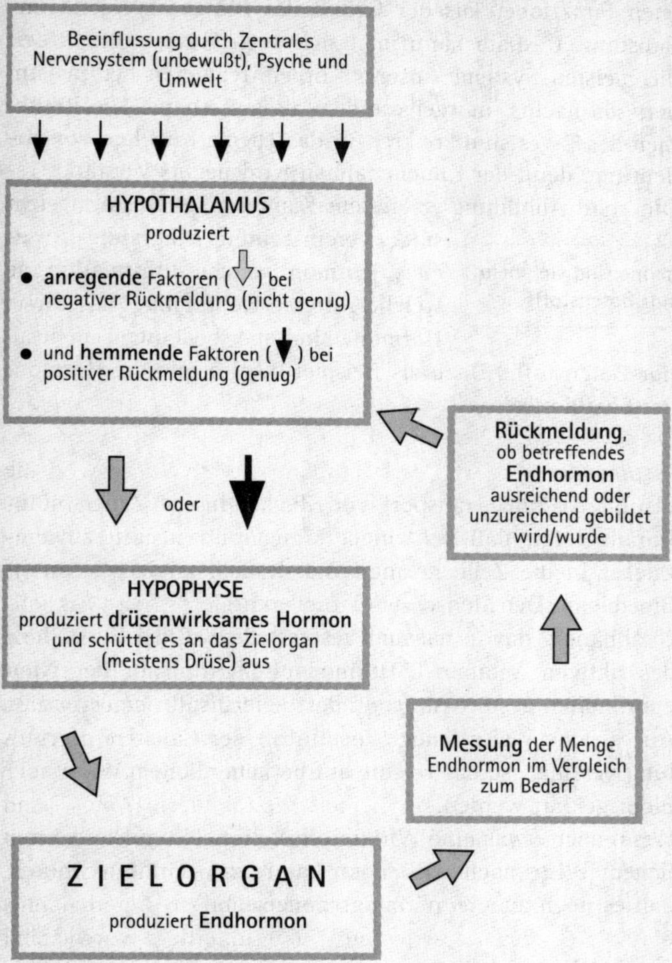

Abb. 2: Modell eines Regelkreises

chen Funktionen als der Gehalt des Blutes an irgendeiner Substanz. Deshalb kann man sich auch krank denken. Und die meisten Systeme unseres Körpers reagieren bei Tag anders als nachts, morgens anders als am Abend. Die Rhythmen des Tages sind konkret für das Thema Knochen von Bedeutung, denn der Knochenabbau wird nachts verstärkt.

Die erste Abbildung in diesem Kapitel zeigt in Form eines stark vereinfachten Diagramms, welches Hormon welche Information an welche Adresse weitergibt. Viele dieser Hormone sind aber bedeutend mehr als nur Botenstoffe. Dazu als Beispiel Insulin und die Hormone der Schilddrüse:

Hormone sind viel mehr als nur Botenstoffe

Insulin

Insulin ist zum Transport von Zucker in die Zellen nötig. Daraus folgt, daß bei einem Mangel an Insulin zuwenig Zucker in die Zelle gelangt und deshalb zuviel Zucker im Blut bleibt. Der Mensch wird zuckerkrank.

Unabhängig davon hat man festgestellt, daß die Herstellung des aktiven Vitamin-D-Hormons (Calcitriol) in der Niere empfindlich gestört ist, wenn dort kein Insulin *anwesend* ist. Auf welche Weise jedoch Insulin an der Calcitriol-Herstellung beteiligt ist, das konnte auf herkömmlichem Wege noch nicht geklärt werden.

Wenn aber etwas eine Wirkung hat, die nicht auf herkömmlichem Wege nachweisbar ist, kann man daraus schließen, daß es noch andere Wirkungsebenen gibt.

Schilddrüsenhormon

Auch am Beispiel von Schilddrüsenhormon läßt sich zeigen, wie übergreifend viele Hormone wirken. Als erstes betrachten wir die Entwicklung des menschlichen Embryos bei einer

Schwäche oder gar einem vollkommenen Fehlen von Schilddrüsenhormon:
Schilddrüsenhormon ist von entscheidender Bedeutung für die Gehirnreifung des Kindes und damit auch für dessen Zukunft. Nur etwa ein Viertel aller Kinder, die ohne Schilddrüse geboren wurden, entwickeln sich überhaupt normal. Die wichtigsten Fehlentwicklungen sind:

- Wachstumsstörungen
- Mißbildungen
- psychisch-motorische Schwächen

Das zweite Beispiel der vielschichtigen Wirkung des Schilddrüsenhormons beruht auf einem Experiment mit einem Axolotl, einem Amphibium, das nur im Xochimilco-See in der Nähe von Mexico City lebt. Wenn man diesem Axolotl Schilddrüsenhormon spritzt, macht es eine Art Mutation durch. Es entwickelt sich ein völlig anderes Tier: Aus den Flossen werden Beine mit Füßen, Schwanz und Kiemen entwickeln sich zurück; es entsteht ein Landtier, das es in der Zoologie überhaupt nicht gibt.

Deutung hormoneller Veränderungen

Nach derart beeindruckenden Feststellungen muß man sich fragen, warum nach wie vor überhaupt irgendwelche Hormone so pauschal verschrieben werden, wie es landläufig mit Östrogenen geschieht. Die Arbeitsgemeinschaft der WHO für Knochenstoffwechselerkrankungen hat darauf hingewiesen, daß hormonelle Veränderungen bei weitem vielfältigere Ursachen wie auch Folgen haben, als es oft dargestellt wird. Natürlich ist es richtig, daß die Eierstöcke nach dem Klimakterium langsam die Östrogenproduktion einstellen. Dies ist aber nicht der alleinige Grund für Osteoporose. Es sind noch eine Menge anderer Veränderungen zu berücksichtigen, beispielsweise Störungen von anderen am Knochenstoffwechsel beteiligten Hormonen (wie Parathormon, Calcitonin, Vitamin D, Insulin und anderen) und Veränderungen in den Regelkreisen, die sich auf diese Hormone auswirken. All diese sind beitragende Ursachen der Osteoporose.

Mögliche Meßfehler

Dazu kommt, daß es schwierig ist, die Mengen der genannten Hormone im Blut genau zu bestimmen, denn die kritischen Veränderungen sind oft sehr gering. Wie also soll man zwischen Meßfehlern und tatsächlichen Veränderungen unterscheiden?
Vielleicht lag der Fehler der bisherigen Betrachtungsweisen auch darin, daß man »menschliche« Verhaltensmuster auf Steuerungssysteme des Körpers zu übertragen versuchte. Im Körper gibt es aber keine Gegenspieler *(Antagonisten)*, sondern nur Partner.

Regelkreise sind keine Kriege

Dies sind konkrete und praktisch erforschte Tatsachen. So regt beispielsweise das Schilddrüsenhormon sowohl Osteoklasten als auch Osteoblasten an (siehe *Glossar*), das heißt, eine Substanz regt zwei (angebliche) Gegenspieler gleichzeitig an. So einfach, wie es in vielen Patientenbroschüren dargestellt ist (*Klasti* im Streit mit *Blasti*), verhält es sich mit Osteoklasten und Osteoblasten nicht.

Östrogen und der weibliche Zyklus

Was ist Östrogen?

Das Geschäftsvolumen, das allein in Europa im Zusammenhang mit Östrogenpräparaten von Ärzten und Pharmaherstellern erwirtschaftet wird, liegt weit über 5 Mrd. DM/Jahr. Eine Klarstellung erscheint deshalb bedeutsam, weil Ärzte wie Laien meistens nur künstliche Sexualhormone meinen, wenn sie von Östrogenen sprechen.

Die Hauptquelle der Östrogenbildung liegt jedoch nicht in chemischen Fabriken, sondern in den Zellen der Eierstöcke *und* in einer überraschend umfangreichen Reihe von anderem Gewebe. Wir müssen also unterscheiden zwischen körpereigenen Sexualhormonen und den Östrogenen in Pillenform.

Das Wort *Östrogen* kommt aus dem Griechischen und bedeutet wörtlich »Erzeuger von Leidenschaft und Brunst«.

Es muß sich dabei laut Definition nicht einmal immer um einen Stoff handeln, der das zu bewirken vermag. Es ist doch leicht vorstellbar, daß es auch nichtmaterielle Auslöser von Leidenschaft gibt. Bei der Verdauung spricht man in einem solchen Zusammenhang von der sogenannten »Kopfphase«. Diese Phase der Verdauung ist der Zeitpunkt, wenn man ans Essen denkt und einem das sprichwörtliche Wasser im Munde zusammenläuft. Das »Wasser« ist hier der Speichel, und der ist der erste Verdauungssaft, dem die Speisen ausgesetzt werden. Der Körper trifft also bereits bei der Vorstellung von Nahrung die ersten Vorkehrungen zu deren richtiger Verarbeitung.

Der Körper trifft auch bereits bei der Vorstellung von Geschlechtsverkehr die ersten Vorkehrungen zum Kontakt mit den gegengeschlechtlichen Genitalien. Ganz ähnlich wie mit Nahrung geht es uns nachgewiesenermaßen mit unseren sexuellen Erstreaktionen: Bereits beim Gedanken an sexuell lustvollen Kontakt zeigt sich beim Mann eine Erektion, und bei der Frau produzieren die Bartholinischen Drüsen an den Schamlippen ein Sekret, das das Eindringen des Penis erleichtern soll.

Die Tatsachen dieser sexuellen »Kopfphase« sind seit mehr als 30 Jahren in anerkannten Studien (Kinsey, Masters & Johnson etc.) belegt. Die Produktion von Östrogenen, einer Substanz, die sowohl Emotionen bewirkt als auch von Emotionen gesteuert wird, ist also keineswegs nur von einer Art biologischer Uhr abhängig. Wäre es so, dann dürfte eine Frau nach dem Klimakterium auch nicht mehr an Sex interessiert sein, nachdem sie doch den »Erzeuger von Leidenschaft« nicht mehr produziert. Diese Veränderung wird Frauen von Männern auch oft genug angedichtet, teils aus eigener Versagensangst der Männer, die diese Umstellung nur als Gelegenheit benützen. Allerdings neigen auch Frauen dazu, zu diesem Zeitpunkt den ihnen oft lästigen, weil unbefriedigenden Geschlechtsverkehr einzustellen.

Vorschub erhält diese Hypothese der biologischen Uhr auch von einer vielpublizierten US-amerikanischen Gynäkologin. Sie behauptet in ihrem Buch *Östrogen**:

»Praktisch jede Frau muß aber schließlich den Geschlechtsverkehr aufgeben, wenn sie nicht anfängt, Östrogene zu nehmen.«

* Nachtigall, Lila; Joan Rattner Heilmann: *Östrogen*, Genf, München: Ariston, 1994

Die Vernunft der Natur

Diese weitverbreiteten Mißverständnisse über Östrogene müssen aufgeklärt werden. Denn es gilt die unbestreitbare, übergeordnete Vernunft des menschlichen Körpers; es ist erwiesen, daß

- bei Marathonläuferinnen oder Frauen in Gefangenschaft die Regelblutung ausbleibt, weil ein in diese Situation (Flucht und Gefangenschaft) hineingeborenes Kind kaum Überlebenschancen hätte,
- oder daß bei manchen Negerstämmen Frauen mit Säuglingen so lange nicht fruchtbar sind, bis sie wieder »Platz« für ein neues Kind haben.

Wenn man diese Tatsachen berücksichtigt, dann muß man von der Vernunft des Organismus überzeugt sein und dieser Vernunft vertrauen.
In diesem Sinne ist es auch sinnvoll, daß Frauen nur bis zu einem Alter von etwa 50 Jahren fruchtbar sind.

Der weibliche Zyklus

Bei der Frau läuft während der Jahre der Geschlechtsreife ein wiederkehrender Kreislauf *(Zyklus)* wechselnder Hormonausschüttung ab. Deutlichstes Zeichen dieses Ablaufs sind die ungefähr monatlich wiederkehrenden Blutungen. Wir wollen diesen Zyklus deshalb etwas ausführlicher beschreiben, weil so erschreckend viele Menschen sich nicht sicher sind, was in ihrem eigenen Körper geschieht.
Der weibliche Zyklus wird in zwei Phasen eingeteilt:
Die erste Phase kann 7–21 Tage dauern, die zweite dauert

ziemlich genau 14 Tage. Eine wichtige Rolle spielen dabei folgende Hormone:

- Eibläschen-*(Follikel-)*stimulierendes Hormon *(FSH)*
- Gelbkörperhormon *(luteinisierendes Hormon* oder *LH)*
- Östrogen
- Progesteron

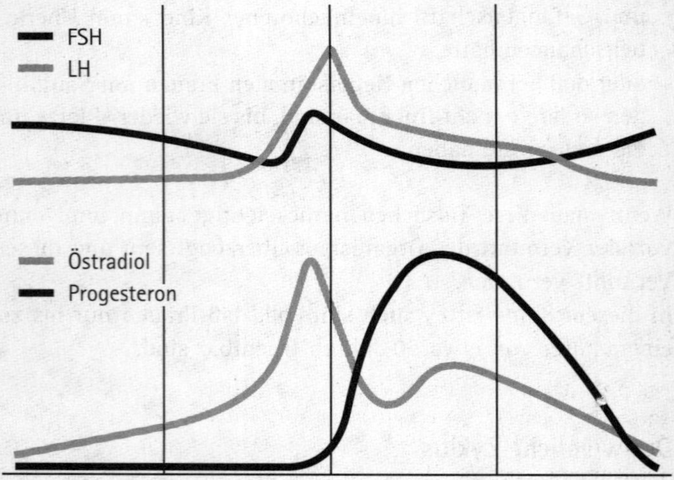

Abb. 3: Zusammenspiel der Hormonspiegel im Verlauf des weiblichen Zyklus

Während des Zyklus spielen sich an den Eierstöcken, der Gebärmutter und dem Muttermund folgende Veränderungen ab:

1. Tag	Beginn der Blutung Dauer: 2–6 Tage
5.–14. Tag (variabel)	Diese Phase dient dem Aufbau der Gebärmutterschleimhaut, die auf diese Weise für die Aufnahme einer befruchteten Eizelle, also für eine Schwangerschaft, vorbereitet wird. Gleichzeitig reift in einem der Eierstöcke durch den Einfluß des FSH ein Ei heran. Das Eibläschen (Follikel) produziert dabei große Mengen von Östradiol, eines sehr wirksamen körpereigenen Östrogens. Diese vermehrte Hormonproduktion hat zwei gute Gründe: Zum einen wird die Reifung der Eizelle dadurch angeregt; zum anderen wird die anfangs beschriebene Wirkung des Östrogens aufgebaut: Brunst oder Lust, damit zur Zeit des Eisprungs der stärkste Paarungswunsch besteht. Während dieser Reifungsphase ist die Muttermundöffnung klein bzw. verschlossen, und der Schleim ist spinnbar.
ca. 14. Tag	Eisprung Bis etwa einen Tag vor dem Eisprung steigt die Östradiolproduktion des Follikels stark an. Dadurch wird die Ausschüttung des Gelbkörperhormons (LH) verstärkt und damit schließlich der Eisprung ausgelöst. Um während des Eisprungs den Durchtritt von Samenzellen zu ermöglichen, ist der Muttermund etwas geöffnet, der Schleimpropfen dünn und wäßrig. Kurz danach erhöht sich die morgendliche (vor dem

	Aufstehen gemessene) Körpertemperatur um etwa 0,5 °C.
14.–28. Tag	Während der zweiten (oder Gelbkörper-)Phase treten an der Gebärmutterschleimhaut Veränderungen auf. Die Drüsen und Blutgefäße in der Schleimhaut sind jetzt stark geschlängelt und produzieren ein Sekret. Die Ausschüttung von Progesteron nimmt bis etwa zum 22. Tag immer mehr zu, dem Tag, an dem die Einnistung des befruchteten Eis erfolgen würde. Geschieht dies nicht, sinken die Spiegel von Östradiol und Progesteron rasch ab. Die Blutgefäße in der Gebärmutterschleimhaut ziehen sich immer mehr zusammen.
ca. 28. Tag	Am Ende des Zyklus kommt es zur Abstoßung der Gebärmutterschleimhaut und somit zu einer erneuten Blutung.

Hormonspiegel entscheiden über Leben und Tod

Nach den vorhergehenden Ausführungen über die bekannten und die unbekannteren Auswirkungen von Hormonen steht fest, daß die regelmäßigen Veränderungen im Hormonspiegel auch die Intensität des Paarungswunsches beeinflussen. Zu den unbekannteren Folgen bestimmter Hormonspiegel zählt der Einfluß, den sie über Leben und Tod des Nachwuchses haben.

Bei Mäusen war die Bedeutung des Hormonsystems für das Immunsystem schon länger eindeutig belegt. Seit 1995 sind darüber aufgrund einer Studie der Universität Bern auch für den Menschen alle Zweifel beseitigt. Bei dieser Studie

Die »Pille« als Ursache falscher Partnerwahl

mußten 49 junge Frauen nach Geruch entscheiden, welcher Mann für sie am interessantesten war. Dazu erhielten sie sechs Hemden, die zwei Nächte lang von jungen Männern ohne Deo, Rasierwasser und Parfüm durchgeschwitzt worden waren, also deren unverfälschte Körperduftnote trugen.
Die Frauen fanden den Geruch derjenigen Hemden am betörendsten, deren Besitzer ihnen im immunologischen Erbgut am *entferntesten* waren. Dieses immunologische Erbgut sind unter anderem sogenannte *MHC-Gene*, die für die Ausformung des Immunsystems eine wesentliche Rolle spielen. Je verwandter zwei Menschen miteinander sind, desto besser stimmen die MHC-Muster überein.
Eine solche Übereinstimmung ist aber vollkommen unerwünscht, will man Inzucht vermeiden und für die Nachkommenschaft das bestmögliche Immunsystem erreichen. Also kann ein Weibchen (Maus oder Mensch) denjenigen Partner am besten riechen, dessen MHC-Muster von ihrem eigenen am meisten *abweicht*. Denn der dabei produzierte Nachwuchs wird das bestmögliche Abwehrsystem entwickeln.
Die Überraschung bei dieser Studie war, daß die angeführten Ergebnisse für Frauen zutrafen, die nicht unter dem Einfluß der »Antibabypille« standen. Frauen aber, die täglich ihre Pille schluckten, fanden jeweils den Geruch desjenigen Mannes am anziehendsten, der die *ähnlichsten* MHC-Versionen hatte, mit dem sie also Nachkommen mit weniger gutem Immunsystem zeugen würden.
Die Auswirkungen dieser Tatsachen auf Millionen von Beziehungen, die ihren Anfang unter dem Einfluß der Pille hatten, sind geradezu unvorstellbar. Die Leidtragenden sind alle Beteiligten. Man stelle sich folgende Situation vor:
Frau X verliebt sich unter dem Einfluß der Pille in *Mr. Wonderful,* will dann von ihm ein Kind – und bekommt es, nur um ohne Einfluß der Pille festzustellen, daß sie den Kerl

buchstäblich nicht mehr riechen kann und ihn schnellstmöglich loswerden will. Frau X zweifelt plötzlich an sich selbst und ihrem eigenen Urteilsvermögen.
Herr Y (ehemals Mr. Wonderful) fragt sich, wie plötzlich an ihm alles so verkehrt sein kann, zweifelt an sich selbst und seinem eigenen Urteilsvermögen.
Und *Klein-XY* wächst in einer zerrütteten Familie oder mit einem alleinerziehenden Elternteil auf.

Das Klimakterium

Im Grunde gibt es keine Zeit im Leben, wo der Mensch keinen hormonellen Schwankungen unterworfen ist. Man muß sogar uneingeschränkt festhalten, daß es ohne hormonelle Schwankungen kein menschliches Leben gibt. Täglich und stündlich finden Veränderungen in den Regelsystemen von Männern und Frauen aller Altersstufen statt, vom Embryo bis zum Grab. Leben ist Veränderung. Wenn der Herzmuskel sich nicht 60–80mal in der Minute von einem entspannten in einen angespannten Zustand verändern würde, wären wir entweder an der Herz-Lungen-Maschine oder tot.
Ohne hier einer allgemeinen Kritik unserer Zeit zu verfallen, muß aber doch festgestellt werden, daß wir aus unserem Rhythmus gekommen sind: Arbeitszeiten, Verkehrsampeln, Fahr- und Flugpläne, Taktfrequenzen, Mikrowellen und Verfallsdaten versuchen mit wachsendem Erfolg, unseren Rhythmus zu bestimmen. Auch in Kapitel 10, *Ernährung und Nahrungsergänzung*, wird darauf noch einmal hingewiesen.
Wie man die Rhythmen und Veränderungen erlebt, ist sehr unterschiedlich. Es ist keineswegs der Fall, daß jede Frau in den Jahren zwischen 45 und 55 die schlimmsten

Klimakterium – Wiedereintritt ins Leben

Wechseljahrebeschwerden erleidet. Für die Mehrheit der Frauen geschehen im Zusammenhang mit dem Ausbleiben der Regelblutung keine allzu dramatischen Ereignisse. In vielen Fällen ist das Klimakterium (die Menopause) jedoch von einem Gefühl des Verlustes beherrscht, des Abschieds von einem Lebensabschnitt. So zutreffend dieses Gefühl auch ist, soll ihm hier der Gedanke des Neubeginns gegenübergestellt werden. Die Berechtigung für diesen Gedanken folgt daraus, daß genau diejenigen Erscheinungen, die es schwierig machen, mit den Veränderungen des Klimakteriums umzugehen, auch das Motto für die Lösung beinhalten: In den meisten Fällen gelingt es einer Frau während der Wechseljahre einfach weniger gut, sich anzupassen. Das heißt, positiv ausgedrückt: Sie hat jetzt die Chance, zu sich selbst zu finden.

Fehlende Geschlechtshormone

Egal, ob sich die Produktion der Geschlechtshormone schneller oder langsamer verringert, fordert dies eine Veränderung. Oft ist dazu eine schwerwiegende psychische Umstellung nötig. Im Selbstverständnis gibt es häufig zwei widersprüchliche Seiten. Da ist einerseits die verstandesmäßige Zufriedenheit, beispielsweise jetzt bald von den Blutungen verschont zu sein. Auf der anderen Seite herrscht die eher unbewußte Angst vor dem Neuen, vor dem Umgehen mit der neuen Freiheit. Das Ende der Anpassung kann bedrohlich sein.
Denn der angepaßte Mensch, der sich und seine eigenen Bedürfnisse aufopfert, hat seine Umgebung im Griff. In Zeiten der hormonellen Umstellung jedoch kann es sein, daß die Anpassung gleichsam platzt und lange verdrängte Bedürfnisse sich ins Bewußtsein drängen. Und Bedürfnisse machen

verwundbar, denn wer etwas will, macht sich abhängig davon, ob er/sie es auch bekommt.

Das Thema Klimakterium in ganzer Breite aus unserer Sicht zu behandeln, würde selbstverständlich den Rahmen dieses Buches sprengen. Dennoch wollen wir einige medizinische Tatsachen erklären, die es erleichtern sollen, die wichtigste Frage zu beantworten, die viele Frauen in dieser Zeit beschäftigt: »Was ist mit mir los?«

Melatonin und Winterdepression

Am Beispiel von Melatonin läßt sich schon mit wenigen Schritten zeigen, wie eng die Beziehung zwischen den Schwankungen der Sexualhormone und den Schwankungen der Gefühle ist.

1. Melatonin *hemmt* beim Menschen die Hormone, die anregend auf die Geschlechtsdrüsen wirken.
2. Ein stark reduzierter Melatoninspiegel ist wahrscheinlich Auslöser der sexuellen Entwicklung in der Pubertät.
3. Die Bildung von Melatonin (in der Zirbeldrüse) wird durch Licht gesteuert. Am intensivsten ist sie während der Dunkelheit und am schwächsten gegen Abend.
4. Der Grund dafür ist die Vorbereitung für die jeweils bevorstehende Phase: gegen Abend für die Ruhe und am Ende der Nacht für die Aktivität des Tages.
5. Fehlt dieser Rhythmus, kommt es zu der bekannten Erscheinung der Winterdepression, die besonders in nördlichen Ländern während der langen sonnenlosen oder nur dämmrigen Wintermonate auftritt.

Schematisch vereinfacht kann man es sich folgendermaßen vorstellen:

Licht	→	niedrige Melatoninproduktion
Dunkelheit	→	hohe Melatoninproduktion
hohe Melatoninproduktion	→	wenig Sexualhormone
hohe Melatoninproduktion (auf Dauer)	→	Winterdepression und Antriebslosigkeit

Sexualität in ihrem Ursprung als Fortpflanzungstrieb ist neben der Selbsterhaltung eine der wichtigsten Emotionen. Daraus läßt sich auch erahnen, warum manche Menschen durch lange anhaltenden Lichtmangel (hohe Melatoninproduktion) tiefste Depressionen erleiden, bei denen sie der Lebensmut (Antrieb) immer mehr verläßt.

Parallelen Pubertät – Klimakterium

Die Erkenntnis, daß es zwischen Klimakterium und Pubertät gewisse Übereinstimmungen gibt, ist nicht neu. Die Beschwerden sowohl der Pubertät wie auch des Klimakteriums sind vorübergehende Erscheinungen im Rahmen einer hormonellen Umstellung.

> Der Körper nimmt diese Umstellungen *selbst* vor, braucht also höchstens eine *vorübergehende* gezielte Stärkung des Gesamtorganismus, eine Unterstützung der hormonellen Kommandozentralen sowie eine Linderung der psychischen Begleiterscheinungen dieser Umbruchszeit. Maßnahmen, die über eine vorübergehende Unterstützung hinausgehen, können den Erfolg dieses Umstellungsprozesses gefährden und führen oft dazu, daß der Mensch krank wird.

Auch bezüglich der Gefühle kann man sich an die Pubertät erinnern, und zwar entweder an Gefühle, die man erlebt hat, oder an Gefühle, die man nicht haben durfte. Wenn man Jugendlichen in der Pubertät gewisse emotionelle »Ungereimtheiten« verzeiht, sollte man sie Männern und Frauen zwischen 45 und 50 ebenso zugestehen, denn beides sind Zeiten der Umstellung.

Wenn Sie sich an die Pubertät zurückerinnern, haben Sie sich da nicht auch »irgendwie komisch« empfunden, desorientiert? Haben Sie da nicht auch irgendwie »gesponnen«, heimlich Gedichte geschrieben, Verrücktes gedacht und getan, die Umwelt, besonders die der »Erwachsenen«, als anderen Planeten empfunden, sich gefragt, ob sie nicht ein Findelkind waren? Waren Sie nicht himmelhoch jauchzend oder zu Tode betrübt? Fanden Sie nicht heute alles ganz besonders und morgen wieder völlig sinnlos? Und vor allem: Haben Sie damals nicht *geträumt*?

Denn wie in der Pubertät richten sich auch in dieser Umbruchsphase viele Gedanken, Wünsche und Sorgen auf die Zukunft, aber auch auf die Vergangenheit, auf das, was wir glauben oder fürchten versäumt zu haben. Die Endlichkeit unseres Lebens holt uns ein. Statistisch ist mehr als die Hälfte unseres Lebens vorbei.

Doch zurück zu den Träumen und wie wichtig es ist, sie zu verwirklichen: Lassen Sie sich beispielsweise erzählen, was als Kind an Ihnen besonders war, und weinen Sie nicht darüber. Es ist nicht verloren. Holen Sie sich genau das, was damals an Ihnen besonders war, wieder her, und beginnen Sie wieder zu träumen – *und diesmal zu handeln*. Dabei kann Ihnen vielleicht ein/e gute/r Therapeut/in in nur wenigen Sitzungen helfen.

Schilddrüse in Pubertät und Klimakterium

Auch die Schilddrüse ist ein Angelpunkt der Pubertät und des Klimakteriums. Wie sehr die Schilddrüse mit den Sexualhormonen zusammenhängt, wird aus einer Beobachtung deutlich, die beinahe regelmäßig zu machen ist:

- Patientin X, Alter 39, nimmt seit ihrem 26. Lebensjahr die Antibabypille.
- Seither hatte sie erhöhte Schilddrüsenwerte.
- Vor einem halben Jahr wurde die Antibabypille abgesetzt.
- Seit vier Monaten liegen die Schilddrüsenwerte wieder im Normbereich.

Selbst wenn man sich zu Recht hier nicht auf eine vereinfachte Ursachenkette einläßt, ist unumstritten, daß irgendein Zusammenhang besteht. Kein Wunder also, daß die Schilddrüse sowohl während der Pubertät (= Zeit hormoneller Umstellung) als auch während des Klimakteriums (= Zeit hormoneller Umstellung) zum »Spinnen« neigt.
Interessant und zugleich abschreckend ist zu diesem Thema das Ergebnis einer formlosen Umfrage unter den Patientinnen in einer Schilddrüsenklinik. Bei den meisten der ganz oder teilweise schilddrüsenoperierten Frauen war im Zuge der Wechseljahre begonnen worden, die Schilddrüse in der einen oder anderen Form zu behandeln. Im weiteren werden wir noch deutlicher darauf eingehen, wie sehr die Schilddrüsenhormone als bedeutendste Stoffwechselregulatoren mit Knochen und dem Knochenstoffwechsel zu tun haben.

Calciumrelevante Hormone

Es gibt vier Hormone, die den Calciumhaushalt beeinflussen und somit für die Knochendichte wichtig sind. Diese Hormone werden auf den nächsten Seiten ausführlicher beschrieben. Sie sind aber nicht Voraussetzung für das Verständnis dieses Buches. Sie können also diese Seiten überspringen und mit Kapitel 4, *Der Calciumhaushalt*, fortfahren. Viele der hier genannten Fachbegriffe sind auch im *Glossar* am Ende des Buches erklärt.

Schilddrüsenhormon

Das eigentliche *Schilddrüsenhormon* (nicht zu verwechseln mit dem nachfolgend besprochenen *Calcitonin*) hat zunächst indirekten Einfluß auf den Calciumhaushalt, indem es den Grundumsatz im Körper regelt, d. h., es entscheidet, ob der Organismus auf Hochtouren läuft oder eine gemächlichere Gangart einlegt.
Auch der Umbau der Knochensubstanz ist ein Stoffwechsel und unterliegt deshalb dieser Steuerung. Bei einer gesteigerten Ausschüttung der Schilddrüsenhormone wird der Abbau stärker angeregt als der Aufbau. Demzufolge wird durch eine Schilddrüsenüberfunktion Knochensubstanz insgesamt eher abgebaut, und es wird mehr Calcium freigesetzt als wieder eingebaut.
Einem solchen erhöhten Gesamtumsatz entspricht auch ein allgemeines Streßgefühl: Ohne besonderen Grund kommen sich diese Menschen gestreßt vor und verbreiten auch um sich herum ein Gefühl der Anspannung. Zum Entspannen dieser überhöhten Spannung wird der Überschuß an Calcium verbraucht. Im Labor haben diese Patienten dann vollkom-

men normale Blutcalciumwerte, obwohl ein mehr oder minder massiver Knochenabbau stattfindet.

Vitamin D

Das sogenannte *(Vitamin-)D-Hormon* oder *Calcitriol* entsteht über mehrere Schritte der Weiterverarbeitung aus einem *Cholesterin.* Es ist maßgeblich daran beteiligt, daß Calcium die Darmschleimhaut überhaupt passieren kann und in den Blutkreislauf gelangt. Voraussetzungen für einen ausreichenden Vitamin-D-Spiegel sind das ausreichende Vorhandensein der Grundstoffe (Cholesterin oder Vitamin -D_2 bzw. D_3), ausreichend Sonneneinstrahlung und die Gesundheit der Organe, in denen die Herstellungsschritte stattfinden: Haut, Leber und Niere.
Allgemein kann gelten, daß Calcitriol seinen Teil dazu beiträgt, um ein Absinken des Calciumspiegels im Blut zu verhindern. Dazu regt es eine vermehrte Calciumaufnahme im Darm an. Das Transportprotein zum Durchschleusen des Calciums wird im Darm nur in Anwesenheit von Calcitriol gebildet.
Ob Calcitriol im Knochen selbst noch weitere Funktionen hat, ist nicht gesichert. Es besitzt jedoch einen »Zwillingsbruder«, das $24{,}25(OH)_2D_3$, das auch in der Niere gebildet wird und dem man eine direkte Wirkung auf die Knochenbildung nachsagt.

Parathormon

Das *Parathormon* erhielt seinen Namen von der Nebenschilddrüse (Parathyreoidea). Man kann sich den Namen aber auch

merken, wenn man weiß: Parathormon sorgt dafür, daß Calcium *parat* ist, wenn der Körper es braucht.
Seine Aufgabe es ist, für einen konstanten Blutcalciumspiegel zu sorgen, und es wird dann ausgeschüttet, wenn der Bedarf an Calcium im Blut nicht ausreichend gedeckt ist. Dazu kommt es entweder durch zu hohen Verbrauch oder durch zu hohe Ausscheidung oder durch unzureichende Zufuhr. Das Parathormon steigert dann die Rückfilterung von Calcium in der Niere, es unterstützt (gemeinsam mit Calcitriol) die Aufnahme über den Darm, und es regt nötigenfalls sogar die Osteoklasten (die knochensubstanzabbauenden Zellen im Knochen) dazu an, Calcium aus dem Knochen abzubauen.
In nachfolgenden Kapitel wird genauer erläutert, wie sehr die Aufgaben des Calciums im Blut Vorrang haben über die Stabilisierung des Skeletts.

Calcitonin

Calcitonin wird in der Schilddrüse gebildet, ist jedoch nicht mit dem eigentlichen Schilddrüsenhormon (s. o.) zu verwechseln. Es wird vereinfacht als Gegenspieler des Parathormons dargestellt und unternimmt demzufolge alles in seiner Macht Stehende, um den Calciumspiegel im Blut zu senken.
Drei Maßnahmen sind zur Senkung des Blutcalciumspiegels besonders gut geeignet:

Verringern der Calciumzufuhr	→	Dazu bremst Calcitonin die Calciumaufnahme über den Darm.
Anregen der Calcium-Ausscheidung	→	Dazu regt Calcitonin die Niere an.

Umverteilen des vorhandenen Calciums	→	Dazu fördert Calcitonin den Einbau von Calcium in das Knochengewebe.

Soweit die gewöhnliche Auffassung über Calcitonin. Sie ist nicht falsch, doch unzureichend. Denn Calcitonin ist nicht in erster Linie ein calciumregulierendes Hormon, sondern ein sogenanntes *Neuropeptid*, das auf bestimmte Gebiete im menschlichen Gehirn wirkt. Auf diese Weise erzielt es übrigens seine schmerzhemmende Wirkung.

Knochenstoffwechsel und Endorphine

In ähnlichem Rahmen wirken auch die sogenannten *Endorphine*. Der Begriff Endorphin bedeutet soviel wie körpereigenes Morphium. Er wird als Sammelbezeichnung für verschiedene hormonartige Stoffe benützt, die sowohl als Teil des Hormonsystems als auch innerhalb des Nervensystems zu finden sind. Bekannt sind Endorphine am ehesten als Schmerzblocker. Doch beeinflussen sie auch viele andere Funktionen unseres autonomen (unbewußten) Nervensystems. Endorphine wirken sich beispielsweise auf unsere Körpertemperatur aus, können unsere Verdauung anregen oder bremsen und beeinflussen sogar die *Hypophyse* selbst, unsere hormonelle Steuerzentrale. Von Marathonläufern weiß man, daß sie trotz Verletzungen noch viele Kilometer weiterlaufen können. Auch während des Geburtsvorgangs werden massiv Endorphine ausgeschüttet und dämpfen den Schmerz. Endorphine als Schmerzblocker besitzen letztlich auch eine kritische Bedeutung bei der Therapie für Menschen, die unter den Folgeschmerzen osteoporotischer Knochenbrüche leiden. (Mehr darüber in Kapitel 9.)

Gewebshormone

Unsere nächste Exkursion führt uns zum wichtigsten und gleichzeitig unerforschtesten Organ des Hormonsystems: dem ganzen Körper. Neben den »klassischen« Hormonproduzenten (Hypophyse, Schilddrüse, Nebenschilddrüse, Bauchspeicheldrüse, Hoden/Eierstöcke, Nebenniere etc.) spielt das Gewebe des ganzen Körpers bei der Produktion und der »Logistik« der hormonellen Steuersubstanzen die größte und zugleich undurchsichtigste Rolle.
Die bekannten Produktionsorte von Gewebshormonen sind:

- Verdauungstrakt
- Niere
- Herz
- Plazenta
- Innenwände von Gefäßen und Organen
- Immunsystem

Für das Thema der Osteoporose wollen wir uns auf die Niere und das Immunsystem beschränken.

Die Hormone der Niere

Von den drei bekanntesten Hormonen der Niere, *Renin, Erythropoetin* und *Calcitriol* (1,25-Dihydroxy-Vitamin D_3 oder *D-Hormon*) ist vordergründig nur das D-Hormon (Calcitriol) für die Vorbeugung oder Therapie gegen Osteoporose von Bedeutung. Schließlich wirkt es sich auf die Aufnahme von Calcium im Darm aus. Spätestens ab Kapitel 6 wird aber verständlich sein, warum auch das Blutbildungshormon Erythropoetin eine zentrale Rolle dabei spielt, ob ein Mensch überhaupt eine Osteoporose entwickelt und wie sich diese auswirkt. Deshalb soll es hier kurz erläutert werden.

Erythropoetin

Dieses Hormon bewirkt, wie sein Name im Griechischen sagt, eine Steigerung der Blutbildung im Knochenmark, und es gibt einen guten Grund dafür, daß es in der Niere gebildet wird. Die Leistung der Niere als immenses Filterorgan hängt in großem Maße vom Druck ab, mit dem das Blut auf die unzähligen seiner kleinen Filterchen trifft. Dieser Druck wiederum ist unter anderem von der Pumpleistung des Herzens abhängig und von der Dichte des Blutes (Anzahl der Blutkörperchen pro Volumen). Wird das Blut zu dünn, tritt Erythropoetin in Aktion und sorgt dafür, daß mehr Blutkörperchen gebildet werden. Damit soll nicht gesagt werden, daß dies die einzige Reaktion auf »zu dünnes« Blut ist oder daß der Blutdruck nicht auch noch anderswo (beispielsweise Herz, Hirnstamm und Halsschlagader) gemessen wird.
Hier interessiert aber (als Grundlage für Kapitel 6) der Zusammenhang zwischen Erythropoetin und dem Knochenmark als Blutbildungsstätte. Sollte der Erythropoetinspiegel aus irgendeinem Grunde zu sehr absinken, leidet auch die Versorgung desjenigen Knochengewebes, in dem das Knochenmark angesiedelt ist: der *Spongiosa*.

Calcitriol

Das aus den beiden Varianten des *Vitamin D* (D_2 und D_3) hergestellte *Calcitriol* versucht, ein Absinken des Calciumspiegels im Blut zu verhindern. Wie es dazu vorgeht, ist weiter oben zusammenfassend beschrieben.

Das Immunsystem als Hormonbildungsort?

Die Vielseitigkeit des Hormonsystems und des Immunsystems ist nur in Ansätzen erforscht. Doch einige Funktionen und Zusammenhänge sind bekannt und sollten bei Entscheidungen über Hormonsubstitution bedacht werden. Dazu hier die Grundlagen:

Die Bedeutung der Kommunikation in jedem »Feldzug« läßt sich leicht daraus erkennen, daß heute in den meisten Militärgeräten (Flugzeugen, Schiffen etc.) die Hälfte des Gewichts und drei Viertel des Preises für Computer aufgewendet werden. Auch das Immunsystem als Verteidigungseinrichtung hängt unter anderem von recht schneller Übermittlung von Informationen ab (wer ist Freund, wer Feind, Alarm, Einsatzorte etc.) und braucht Botenstoffe zur Übermittlung dieser Informationen.

Das Immunsystem steht und fällt mit zwei Aktionen, nämlich der rechtzeitigen und ausreichenden Ausbildung kompetenter Kämpfer und mit deren rechtzeitiger Stationierung am Schauplatz der Auseinandersetzung. Zu diesem Zweck werden eine Reihe von *Zytokinen* (Zellbewegern) ausgebildet und verschickt. Einige davon sind vielleicht aus populärmedizinischen Schlagzeilen bekannt: das *Interferon* und die *Interleukine*.

Und der Zusammenhang mit dem Knochen? Zunächst haben alle Interleukine einen Einfluß auf das Wachstum von Zellen; also sind sie alleine deshalb für den Knochenumbau von Bedeutung, denn der Knochenumbau ist ein fortlaufender Wachstums- und Auflösungsprozeß. Am wichtigsten sind dabei Interleukin-1 und Interleukin-6, die sich nachgewiesenermaßen direkt auf das Knochenmark auswirken, denn dort regen sie die Ausbildung von Osteoklasten an. Dazu kommt die Anregung eiweißlösender Fähigkeiten durch die Interleukine. Dies sind dieselben eiweißlösenden Fähigkeiten, die auch innerhalb des Knochenumbaus bei der Auflösung der Knochenmatrix zur Wirkung kommen und die zur Zeit des Eisprungs den Schleimpropf des Gebärmuttermundes aufweichen (damit die Spermien ihn durchdringen können), die

aber auch beim »Fressen« feindlicher Angreifer durch das Immunsystem von zentraler Bedeutung sind.
Weitere Zusammenhänge und die daraus entstehenden Auswirkungen von Östrogensubstitution sind in Kapitel 9 im Abschnitt »Therapie« beschrieben.

Hormone und Streß

Die Verständigung durch Hormone geschieht sowohl bei Vorgängen innerhalb des Körpers wie auch zwischen äußeren Umständen und den Systemen des Körpers. Alle von Hormonen gesteuerten Vorgänge unterliegen Einflüssen der Umwelt. Einer der Gründe dafür ist die Aufgabe der Hormone selbst, nämlich den Ausgleich unterschiedlicher Umweltbedingungen zu bewirken, d. h. beispielsweise die Anpassung an positive, negative, warme, kalte, feuchte, trockene, belastende und entspannende Bedingungen.
Die Folgen von Reizen ganz bestimmter Art in Form von ganz spezifischen hormonellen Auswirkungen wurden bereits bei den Geschlechtshormonen angesprochen. Hier geht es dagegen um allgemeine Reize, auf die der Körper allgemein reagiert. Die davon betroffenen Organe sind Nebennierenmark und Nebennierenrinde.

Plötzlicher Streß (Kampf oder Flucht)

Einer der stärksten solcher allgemeinen Reize ist Gefahr, und die darauffolgende allgemeine Reaktion ist die sogenannte Kampf-oder-Flucht-Reaktion. Zweck dieser Reaktion ist das Überleben der Einzelperson. Durch die Hormonausschüttung wird der Körper in einen Zustand versetzt, der für Kampf-

oder auch Fluchtsituationen besonders günstig ist. Dazu entscheidet der Körper nach Mustern, welche sich seit Millionen von Jahren bewährt haben, welche Systeme gerade nebensächlich sind und welche im Moment einer Krise besonders gut versorgt werden müssen. Ausgehend von der Vorstellung eines plötzlich hinter einem stehenden Grizzlybären läßt sich leicht ableiten, daß beispielsweise die Versorgung der Beine (zum Davonlaufen), die Öffnung der Pupillen (zum besseren Sehen, wohin) und die Konzentration der restlichen Kräfte auf Herz und Lunge wichtig sind. Unwichtig dagegen sind Verdauung und Fortpflanzung.

Dauerstreß

Beim Dauerstreß gibt es zwar eine erste Anpassung, die der beim akuten Streß ähnlich ist. Zunächst kann sich der Körper gegen Dauerstreß durch eine erhöhte Cortisolausschüttung schützen. Dabei wird die sogenannte unspezifische Abwehr erhöht, das heißt, als der Körper wird beliebigen Angreifern (hier *Stressoren*) gegenüber widerstandsfähiger, reduziert aber dennoch die Menge der unter Alarm stehenden Abwehrzellen. Diese Reaktion ist leicht verständlich, wenn man sich als Vergleich vorstellt, daß ein Land einige Zeit nach dem Beginn einer Bedrohung einen Teil seiner Streitkräfte wieder von der bedrohten Grenze abzieht.

Um die Aufrechterhaltung eines normalen Blutzuckerspiegels zu erleichtern, wird die Insulinproduktion gesenkt, dagegen die Umformung von Eiweiß und Fett zu Zucker erhöht. Da es, wie beim akuten Notfall, auch beim Dauerstreß nur aufs Überleben ankommt und nicht auf die Fortpflanzung, wird die Funktion der Geschlechtsorgane reduziert.

Diese Tatsache ist eindeutig experimentell belegt: Werden

Gruppen von sechs in einen Käfig zusammengelegten Mäusen untersucht, zeigt es sich, daß die rangniedrigsten Tiere mit der stärksten Nebennierenvergrößerung (Anstrengung zur Cortisolproduktion) reagieren, d. h. am meisten Streßbewältigung zu leisten haben und des weiteren Rückbildungen an ihren Geschlechtsorganen aufweisen.

So ist die in den letzten 30 Jahren beobachtete Abnahme der befruchtungsfähigen Spermien beim Menschen vielleicht doch nicht ausschließlich auf Umweltgifte zurückzuführen, sondern auch auf »Inweltgifte«, den sogenannten psychosozialen Streß. Bei Tieren sind diese Zusammenhänge bereits erkannt, weil ein wirtschaftliches Interesse daran besteht, Fortpflanzungsstörungen oder Ertragseinbußen (z. B. Milchmenge, Legeleistung von Hühnern oder Fleischqualität) von Nutztieren zu beheben.

Dauerstreß und Fruchtbarkeit

Streß, Herzkrankheiten und das Immunsystem

Seit den bahnbrechenden Arbeiten von Dean Ornish ist es längst keine Hypothese mehr, daß die durch Streß ausgeschütteten Hormone und Überträgerstoffe (z. B. Adrenalin) eine auslösende Rolle bei den immer häufigeren Gefäßkrankheiten spielen. Sauerstoffmangel des Herzmuskels, Infarkt und plötzlicher Herztod sind unbestritten mit von dem hormonellen Teufelskreis verursacht, der oft mit Dauerstreß beginnt. Deshalb hat sich im Gegensatz zum gängigen Einsatz von Betarezeptorenblockern oder Calciumantagonisten eine Therapie viel besser bewährt, bei der die Ursachen behandelt werden: Ernährungsumstellung und ein Umlernen falscher Lebensgewohnheiten und perfektionistischer Lebenseinstellungen.

Daß langanhaltender Streß auch die Krebsentstehung begünstigen könnte, folgt recht logisch aus der unter *Dauerstreß* beschriebenen Abnahme der Immunzellen bei dauerhaft erhöhter Cortisolausschüttung. Schließlich neigt ein derart entmündigtes Immunsystem leicht dazu, bei der Aufgabe der routinemäßigen Beseitigung von Krebszellen zu versagen.

4 Der Calciumhaushalt

Aus dem vorhergehenden Kapitel wissen wir um die Vielschichtigkeit der Vorgänge im menschlichen Organismus. Also ist selbst die Überschrift »Der Calciumhaushalt« irreführend, denn es gibt keinen isolierten Calciumhaushalt. Es gibt kein Gleichgewicht irgendeiner Substanz im Körper ohne einen ebenso ausgeglichenen Haushalt anderer Stoffe. So sind beispielsweise Calcium- und Phosphatstoffwechsel schon alleine deshalb eng miteinander verknüpft, weil im Körper eines Erwachsenen fast das gesamte Calcium und über 80 Prozent des Phosphats im Skelettsystem deponiert sind.
Der Calciumhaushalt ist aber nur einer von mehreren Faktoren zum Thema Osteoporose. Daher betreffen die Aussagen dieses Kapitels zunächst nur den Calciumhaushalt; sie gelten nicht automatisch auch für die Knochendichte, für ein Osteoporose-Risiko oder für eine mögliche Vorbeugung gegen Osteoporose.
Für den menschlichen Körper ist Calcium ein unentbehrliches Material. Leben ohne Calcium ist schlicht und einfach unvorstellbar. Zudem liegt von allen Mineralstoffen (wie beispielsweise Magnesium, Natrium, Kalium etc.) Calcium im Körper in der größten Menge vor.

Calcium ist lebenswichtig

Von der Aufnahme in den Körper bis zur Ausscheidung in Urin oder Stuhl ist das Calcium dem Einfluß vieler unterschiedlicher Stoffe ausgesetzt, und es beeinflußt auch selbst viele andere Stoffe und Systeme. Eigentlich kann man nicht einmal pauschal von Calcium sprechen, denn es gibt im Körper vielerlei Calciumverbindungen, und selbst im Serum sind nur etwa 40 Prozent sogenanntes *freies* Calcium. Der Rest ist vorwiegend bereits an Proteine gebunden. Mehr darüber im Kapitel 10, *Ernährung und Nahrungsergänzung*.

Zunächst kennen wir Calcium als wichtigstes Baumaterial für die Knochen. Und das ist sicher richtig, denn 99 Prozent des Calciums im Körper sind in den Knochen eingelagert. Es wäre jedoch falsch, diese Masse einen Calcium-*Speicher* zu nennen, denn es gibt keine Reserven überflüssigen Calciums. Schließlich ist das in den Knochen eingelagerte Calcium dort nötig.

Calcium dient aber nicht nur zum Aufbau der Knochen. Das restliche eine Prozent hat im Blut und im Gewebe lebenswichtige Aufgaben, von denen bis heute nur ein Teil eindeutig erforscht ist. Die Anforderungen an diese im Blut gelöste, relativ kleine Menge Calcium sind aber so groß, daß der Körper unter allen Umständen zuerst für den richtigen Blutcalciumspiegel sorgt. Er holt sich das dazu nötige Calcium sogar aus dem Knochen, wenn der im Blut gelöste Vorrat an freiem Calcium erschöpft ist. Die Folge ist, daß diese Aufgaben des Calciums den Verlauf von Knochenauf- und -abbau maßgeblich mitbestimmen können.

Es gibt im Leben außerdem Zeiten besonders hohen Calciumbedarfs und Umstände besonders großer Calciumausscheidung. So steigt der Calciumbedarf in der Schwangerschaft und der Stillzeit auf das Anderthalbfache des Normalen an. Fehlt es dann an den nötigen Mengen zusätzlichen Calciums, besteht für Mutter und Kind die Gefahr von Mangelerscheinungen. Andererseits gewinnt der mütterliche Organismus durch die Schwangerschaft an seiner Fähigkeit, einen Calciumverlust schnell auszugleichen.

Unter den »Feinden« des Calciums sind bestimmte Krankheiten zu nennen. Insbesondere Nierenkrankheiten verursachen eine übermäßige Calciumausscheidung. Eine gesunde Niere sollte »dicht« sein für die meisten Stoffe und nur den Abfall ausscheiden; eine entzündete Niere aber ist nicht in der Lage, die wichtigen Substanzen aus dem Primärharn (s. u.) wieder zurückzuholen, und der Körper verliert damit lebenswichtige Salze, sogenannte *Elektrolyte.*

Auch Entgleisungen der Hormonproduktion, beispielsweise der des Nebennierenmarks oder der Schilddrüse, zehren am Calciumhaushalt. Das gleiche gilt für Medikamente wie Cortison, Antibiotika, Heparin und Antibabypillen mit hohem Gestagengehalt. Erst in Zukunft wird sich erweisen, welche weiteren Medikamente sich negativ auf die Knochenbilanz auswirken.

Die wichtigsten Faktoren des Calciumhaushalts

Im Prinzip ergibt sich der Calciumbedarf aus zwei Größen: der Menge, die in das Skelett eingebaut wird, und der Menge, die im täglichen Stoffwechsel umgesetzt und ausgeschieden wird. Welche Faktoren nun diese Größen bestimmen, das wird in der Tabelle auf S. 56 genauer dargestellt. Die Angaben sind etwas vereinfacht und erheben natürlich keinen Anspruch auf Vollständigkeit.

Calcium und seine Aufgaben außerhalb des Knochens

Neben seiner Funktion bei der Härtung der Knochenmasse *(Mineralisierung)* ist Calcium außerdem *unentbehrlich* für folgende Aufgaben:

- Die *Blutgerinnung.* Da im Körper auch ohne sichtbare oder spürbare Verletzungen laufend eine Form der Blutgerinnung

Die Grundstoffe	Calcium, Phosphat, Kalium, Magnesium und andere Salze	
Die wichtigsten der am Calciumhaushalt beteiligten Organe	Darm	Aufnahme aus der Nahrung
	Leber	Synthese der Vitamin-D-Vorstufen
	Niere	Vitamin-D-Synthese und Calciumausscheidung
	Knochen	Ein- und Auslagerung von Calcium
	Schilddrüse	Regelung des Grundumsatzes und Produktion von Calcitonin
	Nebenschilddrüse	Produktion von Parathormon
Die Steuerungseinflüsse	Hormone	Parathormon, Calcitonin, Cortisol, Schilddrüsenhormon
	Aufnahmefaktoren	Vitamin D, Transporteiweiß, Tageszeiten und Häufigkeit der Calciumaufnahme, Arten der Calciumverbindungen
	Einbaufaktoren	Osteoblasten und Osteoklasten, geregelt im 120-Tage-Rhythmus, Östrogene, Belastung
	Alter und Geschlecht	Im Kindesalter wird mehr in die Knochen *ein*gebaut (Höchstwert zwischen dem 14. und 16. Lebensjahr). Ab 35 wird mehr Calcium aus dem Knochen abgebaut.
Die Feinde	Nikotin, Streß, Alkohol, Medikamente, Bewegungsarmut, falsche Ernährung, Krankheiten der maßgeblichen Organe.	

stattfindet, würde ein Mensch mit zu wenig Calcium bald innerlich verbluten.

- Die *Muskelkontraktion.* Ohne Kontraktion unserer Muskeln gäbe es nur ein Leben im Rollstuhl oder an der Herz-Lungen-Maschine.
- Die *Übertragung von Nervenreizen* geschieht nur dann, wenn Calcium in das Ende desjenigen Nervs einströmt, von dem die Übertragung erfolgen soll.
- Die *Verminderung der Durchlässigkeit* von Zellmembranen ist wichtig, damit alle Substanzen dort bleiben, wo sie sein sollen. Sonst kommt es beispielsweise zu Gewebswasseransammlungen *(Ödemen).*
- Die *Dämpfung der Erregbarkeit* von Nerven- und Muskelzellen ist nötig, um eine unkontrolliert sich verstärkende Anspannung zu verhindern. Eine solche sogenannte *Tetanie* kann unangenehm, schmerzhaft und letztlich auch tödlich sein.

Aus diesen Aufgaben des Calciums ergibt sich das Problem, das den häufigsten Osteoporose-Varianten zugrunde liegt:

- *Im Vergleich zur Reizleitung des Herzens, der Atmung oder der Muskelkontraktion ist die Aufrechterhaltung von Knochendichte für das Überleben des Organismus ganz klar zweitrangig.*
- *Bei einem Mangel an Mineralien wird deshalb zuerst den Knochen Calcium entzogen, bevor überlebenswichtige Funktionen gedrosselt werden.*

Die Organe

Für das Verständnis des Calciumhaushalts sollen vorab einige wichtige Funktionsweisen der beteiligten Organe dargestellt werden:

Darm

Im Rahmen des Calciumhaushalts dient der Darm zur Aufnahme des zugeführten Calciums in das Blut. Wieviel Calcium dafür zur Verfügung steht, hängt von mehreren Faktoren ab.
Da gibt es die oft erwähnten »Calciumräuber« wie beispielsweise Phosphate, die mit Calcium Verbindungen eingehen, die nicht mehr durch die Darmwand geführt werden können. Diese Verbindungen werden im Stuhl ausgeschieden, und das aufgenommene Calcium geht ungenutzt verloren. Im Knochen dagegen ist die Verbindung von Calcium und Phosphat erwünscht, denn sie bildet den als *Hydroxylapatit* bekannten Hauptbestandteil der harten Knochenmasse.
Ein weiterer Faktor für die Calciumaufnahme ist die ausreichende Hilfestellung durch das Vitamin D, das die Darmwandung für die Passage des Calciums vorbereiten soll. Zur Veranschaulichung dieses Vorgangs benützt man auch das Bild von kleinen Tunnels, die das Vitamin D in der Darmwand für das Calcium bildet.
Nun stellt jedoch die Passage von Calcium durch die Darmwandung ein kniffliges Problem dar. Denn als einziger der Mineralstoffe kann Calcium weder einfach durchsickern *(Osmose)* noch unter Kraftaufwand durchgepumpt werden. Eine seiner Funktionen ist es nämlich, die Kontraktion von Muskelzellen auszulösen. Darmzellen sind aber auch Muskel-

faserzellen. Deshalb würden »unmaskiert« passierende Calciumionen die Zellen der Darmwand zusammenziehen, also einen regelrechten Darmkrampf verursachen und den Darm lähmen.
Die Lösung besteht in einem Eiweiß, einem sogenannten *Carrier*, dessen genauer Aufbau noch nicht erforscht ist. Man weiß nur, daß ihn die Darmschleimhaut selber speziell für den Zweck herstellt, das Calcium zu maskieren und durch die Darmwand zu schleusen, und daß ohne Vitamin D die Herstellung dieses Eiweißes nicht möglich ist.

Leber

Man nennt die Leber auch die »Stoffwechselfabrik des Körpers«, und tatsächlich scheint sie an fast allen Vorgängen im Körper beteiligt zu sein. Auch beim Calciumhaushalt spielt die Leber eine wichtige Rolle: angefangen von der Herstellung der Eiweiße, an die sich das Calcium binden mag, über die Umwandlung der Vitamin-D-Vorstufe bis zur Bereitstellung der Grundbausteine für viele der Hormone, die den Calciumhaushalt steuern, wie beispielsweise die Steroidhormone, zu denen auch das Östrogen gehört.

Niere

Am wichtigsten zum Verständnis der Niere ist die Tatsache, daß das Herausfiltern des Urins aus dem Blut in zwei Schritten vor sich geht:
Zunächst entsteht in unzähligen kleinen Funktionseinheiten, den sogenannten *Glomeruli*, der *Primärharn*. Dieser entspricht pro Tag etwa 170 Litern eiweißfreien Plasmas. Wür-

den wir die Inhaltsstoffe dieses Primärharns ausscheiden, wären wir schnell tot, denn er enthält noch die meisten der lebenswichtigen Substanzen, die ursprünglich im Blut gelöst waren. Doch zum Glück durchläuft der Primärharn noch einen langen gewundenen Gang, in dem etwa 99 Prozent der Flüssigkeit und fast alle der lebenswichtigen Mineralien wieder ins Blut zurückgefiltert werden. Was übrigbleibt, sind ca. 1,5 Liter konzentrierter Urin.

Sind die Nieren durch Entzündungen oder durch Medikamente (beispielsweise durch Langzeitgabe von Cortison und manchen Schmerzmitteln) geschwächt, stimmt die Durchlässigkeit des Filtersystems nicht mehr: Sie wird zu groß oder zu gering.

Die Funktionstüchtigkeit dieses Systems hängt davon ab, daß die schädlichen Substanzen aus den etwa 170 Litern Primärharn ausgeschieden und die lebenswichtigen Stoffe wieder zurückgefiltert werden. Auf Calcium trifft dies besonders zu. Andererseits besteht die Gefahr, daß sich in den Nieren Calciumsteine bilden, wenn im Blut mehr Calcium vorhanden ist, als in die Knochen eingebaut oder in der Niere ausgeschieden werden kann. Wie fast immer geht es auch hier um ein Gleichgewicht.

Eine weitere kritische Funktion der Niere ist es, aus der Vorstufe des Vitamin D, das die Leber liefert, dessen endgültige Stufe, das sogenannte *D-Hormon* oder *Calcitriol* herzustellen. Ohne Calcitriol oder dessen Vorstufen (Vitamin D_2 bzw. D_3) ist bekanntlich keine Calciumaufnahme im Darm möglich.

Knochen

In den Knochen findet an scheinbar zufällig angeordneten Stellen der Abbau und Aufbau von Knochensubstanz statt. Ein solcher Umbauzyklus verläuft in fünf Stadien und benötigt im Durchschnitt etwa 120 Tage. Beim Abbau wird natürlich Calcium frei, und zum Aufbau ist wiederum Calcium nötig. Es ist also ein fortlaufender *Umsatz* an Calcium: Einlagerung in die Knochen und Herauslösen aus den Knochen. Die Intensität dieses Umsatzes hängt von vielen Faktoren ab, die in den nächsten beiden Kapiteln detailliert beschrieben werden.
Für den Calciumhaushalt und das Osteoporose-Risiko ist es wichtig, daß das Verhältnis von Abbau und Aufbau möglichst ausgeglichen bleibt.

Schilddrüse und Nebenschilddrüse

Viele Funktionen und Zusammenhänge der Schilddrüse und ihrer Hormone sind noch unklar. Immerhin steht fest, daß die Schilddrüse maßgeblich den Grundumsatz im Körper beeinflußt, d. h. steigert oder dämpft (vgl. Kapitel 3). Auch der erwähnte Knochenumsatz unterliegt zum Teil dieser Steuerung. Bei einer Überfunktion der Schilddrüse wird der Knochenumsatz gesteigert. Das Problematische bei einem gesteigerten Knochenumsatz ist, daß der Abbau stärker angeregt wird als der Aufbau – wieso, das ist bisher noch ungeklärt. Die Folge jedenfalls ist ein Verlust an Knochendichte, also eine Art künstlich angeheizter Osteoporose.
Direkt am Calciumhaushalt beteiligt sind das von der Schilddrüse produzierte Hormon *Calcitonin* und das *Parathormon* der Nebenschilddrüse. Die beiden werden allgemein als di-

rekte Gegenspieler betrachtet, sogenannte *Antagonisten.* Vereinfacht ausgedrückt sorgt das Calcitonin für Einlagerung von Calcium in den Knochen, während das Parathormon das Calcium aus dem Knochen holt, wenn dies nötig ist.

> Vor jeder Schilddrüsenbehandlung, und besonders vor jeder Schilddrüsenoperation, sollte man sich unbedingt die Konsequenzen eines jeden Eingriffs in diesen Regelkreis deutlich machen.

Bauchspeicheldrüse

Als weiteres Beispiel für die Vielfalt der Einflüsse im gesamten menschlichen Organismus sei hier das *Insulin* erwähnt. Daß es für den Zuckerstoffwechsel unentbehrlich ist, wissen wir. Als Substanz, deren Gegenwart in der Niere für die Herstellung von Calcitriol, der Vitamin-D-Endstufe, nötig ist, dürfte Insulin den meisten von uns aber eine Überraschung sein. Spätestens im Kapitel 11 über Bewegung wird Insulin als Angriffspunkt der Therapie wieder von Bedeutung sein.

Die Steuerungseinflüsse

Drei Hormone: Parathormon, Calcitonin und Vitamin D_3 (Calcitriol) sind entscheidend für das Gleichgewicht des Calciumhaushalts. Die Regulation erfolgt, wie wir wissen, hauptsächlich im Darm, im Knochengewebe und in den Nieren.

Die Hormone

Das *Parathormon* der Nebenschilddrüse wird dann ausgeschüttet, wenn der Blutcalciumspiegel absinkt. Um wieder mehr Calcium bereitzustellen, sorgt das Parathormon dafür, daß

- weniger Calcium in der Niere ausgeschieden wird,
- mehr Calcium im Darm aufgenommen wird und
- nötigenfalls sogar Calcium aus dem Knochen herausgelöst wird.

In »bester Absicht« kann sich dieses Hormon also als Feind des Knochens erweisen, wenn es den Calciumbedarf des Körpers nicht auf andere Weise decken kann.

Calcitonin ist, soweit es den Calciumhaushalt betrifft, der Gegenspieler des Parathormons. Man nimmt an, daß sein Hauptzweck darin besteht, einen plötzlichen Anstieg des Calciumspiegels im Blut (beispielsweise nach Mahlzeiten) zu verhindern.

Das eigentliche *Schilddrüsenhormon* wurde bereits beschrieben und wird auch unter *Risikofaktoren*, Kapitel 8, noch einmal eingehend behandelt werden.

Die Aufnahmefaktoren

Vitamin D

Das aus den beiden Varianten des *Vitamin D* (D_2 und D_3) hergestellte Calcitriol versucht ein Absinken des Calciumspiegels im Blut zu verhindern. Dazu regt es eine vermehrte Calciumaufnahme im Darm an. Auch der *Carrier*, das Transportprotein zum Durchschleusen des Calciums, wird im Darm nur in Anwesenheit von Calcitriol gebildet.

Verdauungsschwächen

Mit zunehmendem Alter kommen *Schwächen des Verdauungsapparates* ins Spiel, die natürlich auch die Calciumaufnahme beeinträchtigen. Diese Tatsache ist besonders zu bedenken, wenn man festlegen will, wieviel ein Mensch täglich an Calcium zu sich nehmen soll, sei dies in der Nahrung oder durch Calciumpräparate.

Ernährungsgewohnheiten

Wichtig ist dabei, zu welchen Zeiten das Calcium dem Körper zugeführt wird, wie oft und in welchen Verbindungen. Auch sollte man darauf achten, welche anderen, möglicherweise konkurrierenden Substanzen gleichzeitig aufgenommen werden.
Gleichzeitige Aufnahme stark phosphathaltiger Nahrung beispielsweise hat zur Folge, daß ein großer Teil des Calciums frühzeitig mit den Phosphaten eine Bindung eingeht. Diese

Verbindung kann die Darmwand nicht mehr passieren, das darin gebundene Calcium ist vom Körper praktisch nicht mehr verwertbar und wird mit dem Stuhl ausgeschieden (s. auch Kapitel 10, *Ernährung und Nahrungsergänzung*).

Die Feinde

In Kapitel 8, *Risikofaktoren*, werden manche »Feinde« des Calciumhaushalts noch genauer besprochen. Hier zunächst eine zusammenfassende Darstellung.

Nikotin

Nikotin führt über mehrere Zwischenschritte zu einem erhöhten Cortisolspiegel im Blut. Dieser hemmt die Bildung der Vitamin-D-Endstufe Calcitriol und führt damit zu einer verminderten Aufnahme von Calcium (wie auch Phosphat) aus dem Darm.

Streß

Ein erhöhter Adrenalinspiegel legt zunehmend die Nebennierenrinde lahm. Dadurch leidet auch die Produktion von Mineralocorticoiden, zu denen auch die Geschlechtshormone gehören. Die Folge ist nicht nur eine schlechtere Calciumeinlagerung in die Knochen (siehe Kapitel 5, *Der Knochenumbau)*, sondern auch eine gebremste Calciumaufnahme.

Alkohol

Alkohol fördert die Bildung von Stoffen, die Vitamin D vernichten; auch verbraucht er zu seinem Abbau viel Parathormon, das mit Vitamin D und Calcitonin den Calciumstoffwechsel steuert. Und schließlich stört Alkohol die Eiweißsynthese, die für die elastische Knochensubstanz wichtig ist.

Medikamente und Therapien

Die wichtigsten Feinde unter den Medikamenten und Therapien sind Cortison, Antibiotika, Abführmittel, Heparin, Antibabypillen mit hohem Gestagengehalt und Bestrahlung.
Bestimmte *Antibiotika* entziehen auf Dauer dem Körper Calcium; außerdem wirken sich Antibiotika allgemein negativ auf die Herstellung von Vitamin D in der Leber aus.
Bei einer Gewohnheitstherapie mit *Abführmitteln* hat der Darm nicht die Zeit, das mit der Nahrung zugeführte Calcium ins Blut aufzunehmen; es gibt sogar Abführmittel, die eine Calciumaufnahme regelrecht verhindern.
Obwohl man glaubt, daß *langfristige Cortisoneinnahme* auch direkte Einflüsse auf das Gleichgewicht von Parathormon und Calcitonin hat, scheint die indirekte Auswirkung bedeutender. Cortison verursacht nämlich eine vermehrte Calciumausscheidung in der Niere und bremst die Calciumaufnahme im Darm.
Über *Ernährung* wird in Kapitel 10 Genaueres zu lesen sein. Zwei Dinge sollen jedoch schon vorab erwähnt werden:

- Die Zahlen in den Lebensmitteltabellen geben nur den Calciumgehalt der betreffenden Nahrung an, nicht aber, wieviel davon überhaupt im Darm aufgenommen werden kann.

- Man sollte sich zwar vor krassen Ernährungsfehlern hüten, aber andererseits sollte das Essen auch Spaß machen und nicht in einen Gesundheitsstreß ausarten.

Krankheiten

Die Auswirkungen auf den Calciumhaushalt bei *Krankheiten der maßgeblichen Organe,* wie Niere, Leber, Darm, Schilddrüse etc., lassen sich im Grunde von deren Funktion für den Calciumhaushalt ableiten:

- Eine *kranke Niere* verliert zuviel Calcium und produziert zu wenig Calcitriol.
- *Leberschäden* führen zu einem Mangel der Vitamin-D-Vorstufen und hindern die Herstellung der für viele Hormone nötigen Bausteine (Cholesterine). Abgesehen davon wird wiederum die Niere durch die Giftstoffe belastet, die die Leber nur unvollkommen oder überhaupt nicht unschädlich macht.
- Krankheiten der *Bauchspeicheldrüse* schaden dem Calciumhaushalt durch einen Insulinmangel und durch einen allgemeinen Mangel an Verdauungssäften.
- *Diabetes* führt wegen einer erhöhten Durchlässigkeit der Nieren zu Calciummangel; daneben verhindert das fehlende Insulin auch die Herstellung der Vitamin-D-Endstufe in der Niere.
- Bei *Darmkrankheiten* und Verdauungsschwächen, wie beispielsweise chronischem Durchfall, ist selbstverständlich die Aufnahme von Calcium in das Blut gestört. Dies kann bereits in der Kindheit zu Calciummangel führen oder zu altersbedingten Aufnahmestörungen oder, bei akuten Darmerkrankungen, zu vorübergehendem Calciummangel.

- Chronische *Schilddrüsenkrankheiten* können trotz scheinbar klarer Auswirkungen widersprüchliche Konsequenzen auf den Calciumhaushalt haben. Viele davon werden erst erforscht.
- Nicht nur die *rheumatoide Arthritis* selbst senkt den Calciumspiegel über Immunbeteiligung, sondern in viel größerem Maße das in großen Mengen als Therapie verabreichte Cortison.

Alter

Der *Faktor Alter* spielt bei der Calciumaufnahme im Darm eine gewisse Rolle. Da Magen, Darm, Leber und Bauchspeicheldrüse weniger Verdauungssäfte produzieren, ist auch die Aufnahme der wichtigen Mineralstoffe wie Calcium, Magnesium, Kalium, Phosphat etc. verringert. Die Ernährungsmängel des Alters werden genauer im Kapitel 10, *Ernährung und Nahrungsergänzung*, behandelt.

Bewegungsmangel

Allgemein als wichtigster Feind eines gesunden Knochens und zumindest indirekter Feind eines ausgeglichenen Calciumhaushalts ist unbedingt *Bewegungsmangel* zu nennen. Abgesehen davon, daß sich ein Mensch, der zu wenig Bewegung hat, wohl kaum ausgeglichen ernährt, fehlen dem Organismus die Belastungsreize, die für viele der genannten Steuermechanismen hilfreich sind.

Calciummangel- und -überschußkrankheiten

Nach der Lektüre der vorhergegangenen Seiten über den Calciumhaushalt dürfte es vielleicht nicht mehr so sehr verwundern, wie vielfältig die Krankheiten sind, die durch ein Ungleichgewicht im Calciumhaushalt verursacht werden. Wenn dieses Gleichgewicht nicht aufrechterhalten wird, kann es nicht nur zu Osteoporose, sondern auch zu anderen Krankheiten kommen, wie Schilddrüsenerkrankungen, Akromegalie (übermäßiges Wachstum bestimmter Körperteile) oder Cushing-Syndrom (siehe *Glossar*).

Bei Calciummangel

Am wichtigsten unter den Folgen eines Calciummangels im Blut ist bei weitem nicht der dadurch verursachte Abbau von Calcium aus dem Knochen *(Entmineralisierung)*, sondern vielmehr die gesteigerte Erregbarkeit aller Muskeln und Nerven. Die sichtbarsten Zeichen dafür sind unwillkürliche Muskelkrämpfe und Gefühllosigkeit oder Kribbeln in den Gliedmaßen oder am Rücken. Schwerer Calciummangel kann sogar zu epileptischen Anfällen führen.

Bei Calciumüberschuß

Die Auswirkungen eines Calciumüberschusses im Blut hängen davon ab, wie groß der Überschuß ist und wie schnell er angewachsen ist. Zunächst kommt es nur zu Übelkeit, Schwindel, Verstopfung, Muskelschwäche und heftigem

Durst. Später treten dann psychische Störungen auf, Nierensteine, Kalkablagerungen in den Augen, Lähmungserscheinungen und Herzrhythmusstörungen, bis hin zum Koma. Dazu kommt, daß die Wirkung mancher Medikamente in lebensbedrohlichem Maße verstärkt werden kann.

5 Der Knochenumbau

Wir sind uns sicher nicht tagtäglich dessen bewußt, daß sich im menschlichen Körper, ebenso wie in der Natur, laufend Erneuerungsprozesse abspielen; doch geläufig ist uns der Gedanke schon.
Einmal monatlich greifbar ist diese Tatsache für Frauen, denn ihre Gebärmutterschleimhaut durchläuft einen solchen Prozeß der Erneuerung. In einem monatlichen Rhythmus wächst der »Flor« der Schleimhaut, damit sich ein befruchtetes Ei einnisten kann. Wurde das in den Eileiter abgegebene Ei nicht befruchtet, kommt es zur Abstoßung des Schleimhautgewebes. Danach beginnt der Aufbau der Schleimhaut erneut.
Wichtige Faktoren dieses Prozesses sind seine Regelmäßigkeit und die Ausgeglichenheit der beiden Vorgänge, Aufbau und Abstoßung der Gebärmutterschleimhaut. Das heißt auch, daß jeder Erneuerungsprozeß zwingend mit einem Verlust einhergehen muß.
Auch unsere Knochen dürfen wir uns nicht als »Körperbeton« vorstellen, der mit dem Ende der Wachstumszeit einen Zustand erreicht, den er dann statisch beibehält. Wenn man sich ein Bein bricht, dann heilt der Knochen unter normalen Umständen auch wieder. Der Knochenstoffwechsel reagiert auf den Schaden mit einer Reparatur, das heißt, der Knochen wächst wieder zusammen. Wir können uns das durchaus bildlich vorstellen, wie etwas von den zwei Seiten eines Bruches aufeinander zuwächst, um wieder zusammen zu sein.

> Knochen sind lebendes Gewebe

Doch nicht nur bei greifbaren Schäden wird Knochenmasse neu produziert. Im Rahmen des Knochenumbaus wird laufend Knochensubstanz abgebaut und wieder aufgebaut. Zweck dieser auf den ersten Blick überflüssig erscheinenden Anstrengungen ist es, die Qualität des Knochens immer auf dem bestmöglichen Niveau zu halten. Dieser *physiologische*, das heißt im Sinne des Körpers planmäßige, Erneuerungsprozeß des Knochens wurde bereits Mitte des letzten Jahrhunderts vom englischen Kieferchirurgen *Sir John Tomes* entdeckt. Unsere heutigen Modelle über den An- und Abbau des Knochengewebes entstanden hauptsächlich Anfang der sechziger Jahre und wurden seither kaum weiterentwickelt. Sie definieren den Knochenumbau als ein vernetztes Zusammenspiel der beteiligten Zellen und Regelkreise, das innerhalb von zeitlichen und räumlichen Grenzen abläuft.
Dieser Vorgang ist sogar so wichtig, daß ihm ein regelrechtes System gewidmet ist. Ein Teil davon sind die im Kapitel *Calciumhaushalt* angesprochenen Regelkreise, die dafür sorgen, daß immer ausreichend Calcium dort zur Verfügung steht, wo es nötig ist. Beteiligt daran sind praktisch alle Stoffwechselorgane, von Magen und Darm über Leber, Niere und Bauchspeicheldrüse, und die hormonproduzierenden Organe, wie unter anderem Schilddrüse oder Nebenniere.
Ein anderer Teil dieses Systems sind die Formen des Knochengewebes selbst und die darin aktiven unterschiedlichen Zellen, die *Osteoklasten*, die *Osteoblasten* und die *Osteozyten.*

Das gesunde Knochengewebe

Von den drei unterschiedlichen Formen von Knochengewebe finden sich im gesunden Knochen nur die äußere Schicht *(Corticalis)* und das innere Gerüst *(Spongiosa)*. Die Corticalis formt den äußeren, harten Teil unserer Knochen und macht etwa drei Viertel der Knochenmasse aus. Die restlichen 25 Prozent sind der »schwammförmige« (spongiöse) Kern der Knochen. (Die dritte Art sind die sogenannten Faserknochen. Sie entstehen bei überstürzten Knochenneubildungsprozessen, beispielsweise der Heilung von Brüchen, in Knochentumoren und bei Entgleisungen eines der Hormone, die den Rhythmus des Knochenumbaus steuern sollen, wie beispielsweise Parathormon.)

Die Corticalis

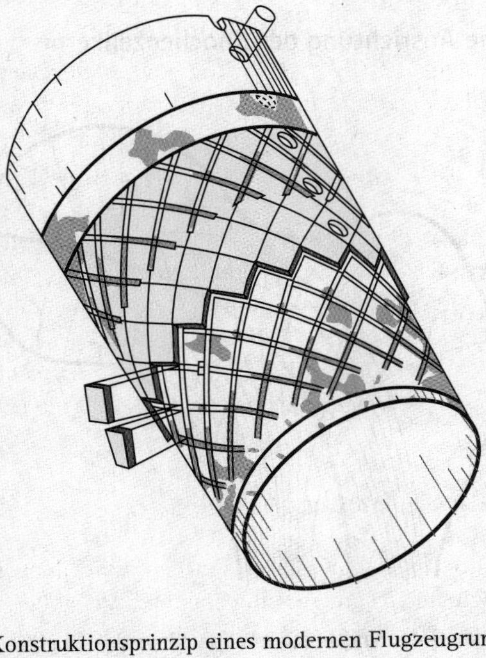

Abb. 4: Konstruktionsprinzip eines modernen Flugzeugrumpfes

Die Außenschicht unserer Knochen, die Corticalis, ist in ihrer Struktur sogar »luft- und raumfahrttauglich«. Gemeint ist damit, daß die neuesten Baustrukturen in der Luft- und Raumfahrt im Prinzip nicht viel anders aussehen als die Gewebe unserer Knochen. Die tragende Außenhaut mancher Flugzeugtypen besteht ebenso aus miteinander verspannten »Stöpseln«, wie die Corticalis unserer Knochen aus den sogenannten *Osteonen* besteht. Diese entstehen dadurch, daß die *Osteoklasten* ein Loch in die Corticalis hineinfressen und die *Osteoblasten* es dann wieder kreisförmig ausfüllen. Etwa jeder zehnte Osteoblast wird dabei in diesen Bohrkanal miteingemauert und wird damit zum *Osteozyten* (Knochenzelle).

Statische Ausrichtung der Knochenzellkerne

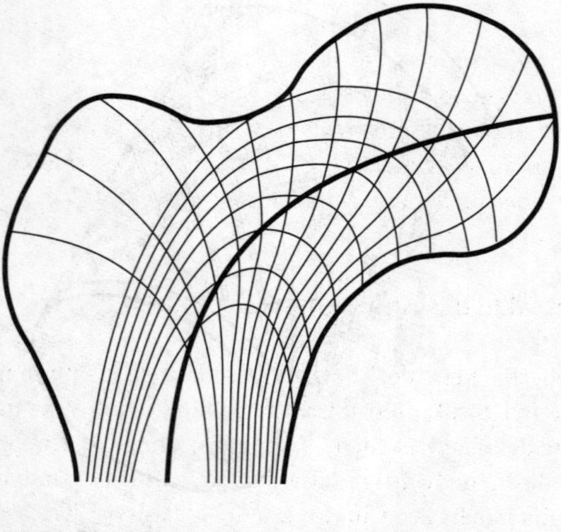

Abb. 5: Verlauf der Kraftlinien am Schenkelhals

Die Osteozyten haben Fortsätze, mit denen sie untereinander in Verbindung stehen oder, wie die »Stöpsel« in der tragenden Außenhaut einer Boeing 757, miteinander verwoben sind. Von großer Bedeutung für die Tragkraft, die Bruchstabilität und die Flexibilität der Knochen sind auch die Form und die Ausrichtung der Zellkerne der Knochenzellen: Sie sind spindelförmig und richten sich entlang der statischen Belastungslinien des Knochens aus (s. Abb. 5). Die Ausrichtung dieser Zellkerne ist nur mikroskopisch erkennbar. An den platten- und stabartigen Strukturen des Knochengerüsts dagegen lassen sich derartige statische Belastungslinien sogar mit bloßem Auge erkennen.
Die Ausrichtung der Zellkerne wird übrigens zu einem der wichtigsten Indizien für die Therapie. Denn aufgrund von Merkmalen, Form und Ausrichtung der Zellkerne und auch der Zellfortsätze gilt es als gesichert, daß die Knochenzellen nicht nur die statischen Signale von Zug und Druck und Torsion miteinander austauschen, sondern auch Information über die Konsequenzen dieser Belastung. Diese Information wird vorwiegend in Form chemischer Signale weitergeleitet. Solchen Signalen entsprechend wird bestimmt, in welchem Maß und an welcher Stelle die Baustoffe des Knochens abgebaut oder eingebaut werden.

Schauplätze des Knochenstoffwechsels

Die Oberflächen der vorher beschriebenen platten- und stabartigen Strukturen (Spongiosa) sowie die inneren Oberflächen der Außenschicht (Corticalis) sind die Hauptschauplätze des gegenwärtigen Themas, des Knochenumbaus. Die Corticalis macht zwar in der Masse etwa drei Viertel aus, besitzt aber weniger als ein Drittel der inneren Knochenflächen.

Deshalb findet der Knochenumbau zu drei Vierteln innerhalb der Spongiosa statt. Die Schäden des Knochengewebes betreffen in den meisten Fällen (abgesehen von der reinen Altersosteoporose) diesen schwammartigen Kern.
Wenn man sich vergegenwärtigt, daß in diesem »schwammartigen Kern« auch das Knochenmark enthalten ist, in dem die Blutbildung stattfindet, und wenn man weiter bedenkt, daß Frauen physiologisch einen höheren Bedarf an Blutbildung haben, dann kann es gar nicht anders sein, als daß Frauen mehr Platz für Knochenmark brauchen und ihre Knochen daher im Durchschnitt einen höheren Anteil an Spongiosa aufweisen als die der Männer.

Theoretische Erklärungsversuche der Medizinwissenschaften

Die Medizinwissenschaften haben für den Knochenumbau mehrere Erklärungsmodelle entwickelt, doch diese bieten keine ausreichenden Antworten. So spricht man immer noch von unbekannten Faktoren, welche die Osteoklasten zum Abbau an einer bestimmten Stelle des Knochens bewegen. Gleichzeitig wird aber auch eingeräumt, daß es sich um Signale der Osteozyten handeln könnte oder um Meldungen über kleinste Schäden am Knochen. Und wenn man davon ausgeht, daß der Knochenumbau keine zufällige Betätigung von Knochenzellen ist, sondern innerhalb eines unendlich klugen Plans zur Lebenserhaltung eine Maßnahme zur laufenden Verbesserung und Wartung des Knochengewebes darstellt, dann muß es einleuchten, daß eine Stelle des Knochens, an der beispielsweise ein Haarriß vorliegt, sich vorrangig vor einer unversehrten zur Erneuerung empfiehlt. Die Osteozyten können als die Kämpfer vor Ort gelten, die am

besten wissen, wo was nötig ist, und die den Organismus durch ihre Signale entsprechend anweisen.
Aufgrund solcher Signale kommt es zur Aktivierung und Steuerung vieler der Vorgänge des Knochenumbaus.

Die Phasen des Knochenumbaus

Für den Umbau an der Corticalis-Oberfläche gibt es in der Theorie ein recht genaues Modell. Ob es sich auch genauso verhält und ob vergleichbare Vorgänge an den Oberflächen der Spongiosa stattfinden, darüber besteht in den Medizinwissenschaften noch Unklarheit. Den Umbau an der Corticalis jedenfalls teilt man nach dem bisherigen Vermutungsstand der Medizin in vier Phasen ein.

1. Aktivierung der Osteoklastenvorläufer (ca. 60 Stunden)
2. Abbau der Knochenmasse oder *Resorption* (dauert etwa 30 Tage)
3. Umkehrung (durchschnittlich 10 Tage)
4. Knochenneubildung oder *Formation* (ca. 90 Tage)

Danach folgt eine Ruhepause bis zum nächsten Umbauzyklus (etwa 900 Tage). In dieser Ruhephase sind etwa 80 Prozent der Spongiosa und 95 Prozent der Corticalis inaktiv. Das heißt, daß dort in dieser Zeit keine Umbauaktivität stattfindet, außer es besteht besonderer Bedarf.
Im einzelnen sollen innerhalb dieser Phasen vermutlich folgende Vorgänge ablaufen:

1. Die Aktivierung der Osteoklastenvorläufer geschieht aufgrund der »unbekannten Faktoren«, die in Wirklichkeit ein perfektes Verständigungsnetz zwischen den *Osteozyten*

(Knochenzellen) und den restlichen Mitspielern des Knochenstoffwechsels sind.
Dabei werden einkernige Vorläuferzellen der Osteoklasten zum Einsatzort beordert und vereinigen sich dort zu den mehrkernigen funktionsfähigen Osteoklasten.

2. Nach ihrer Aktivierung beginnen die Osteoklasten mit dem Abbau von Knochenmasse an einer genau umschriebenen Stelle, das heißt, sie fressen dort gewissermaßen ein Loch in das Knochengewebe. Dazu saugen sie sich am Knochen an und bilden an dieser Stelle der Knochenoberfläche einen abgeschlossenen Raum. Innerhalb dieser »Saugglocke« bewirken sie die chemischen Vorgänge, um die Baustoffe des Knochens herauszulösen. In der Hauptsache sind dies Calciumphosphat und organische Bindestoffe, sogenannte *Kollagene*. Diese Materialien werden dann dorthin weitertransportiert, wo sie nötig oder nützlich sind, bzw. ausgeschieden.
3. Nun folgt eine sogenannte *Umschaltphase* von 10 Tagen.
4. Die Aufbauphase besteht eigentlich aus zwei getrennten Vorgängen:
   - Zunächst »weben« die Osteoblasten in das von den Osteoklasten gefressene Loch ein Gerüst aus kollagenen Fasern und bilden sogenannte Kristallisationskerne, die Voraussetzung zum Einbau der Mineralien sind.
   - In dieses Gerüst lagern sich dann erst die eigentlichen Knochenbausubstanzen Calcium und Phosphate ein. Dabei wird etwa jeder zehnte Osteoblast in das Gerüst der Knochensubstanz eingemauert.

Durchschnittlich werden auf diese Weise jährlich 5–10 Prozent des Knochengewebes erneuert, wobei die poröse Knocheninnenschicht viermal aktiver erneuert wird als die harte Außenschicht. Der Grund dafür liegt zum einen im ungleichen Verhältnis zwischen Oberflächen und Knochenmasse; außerdem enthält die Innenschicht das Knochenmark und hat deshalb einen aktiveren Stoffwechsel.

Die Regeln

Die »Regeln« dieser Abläufe sind außerordentlich wichtig für das Verständnis des Knochenumbaus. Auch seine alters- und umständebedingten Wandlungen und nicht zuletzt seine Abweichungen und Fehlfunktionen sind in bezug auf diese Abläufe zu verstehen. Das Ausmaß, wo und wie schnell Knochenumbau stattfindet, scheint genau festgelegt zu sein. Genau zu wissen, in welchem »Regelbuch« diese Größen definiert sind, entzieht sich, *Gott* sei Dank, unserer Kenntnis. Wir wissen aber, daß eine Veränderung einer dieser Größen das gesamte Gleichgewicht des Knochenstoffwechsels ins Wanken bringt und zu typischen Erkrankungen unseres Bewegungsapparates führt.
Außerdem läßt sich ein Ungleichgewicht im Knochenstoffwechsel nicht einfach durch eine stützende Maßnahme hier oder eine bremsende Therapie dort beheben. Man ist zu dem Schluß gekommen, daß die am Knochenumbau beteiligten Akteure nicht unabhängig voneinander handeln, sondern die Aufrechterhaltung des Knochengewebes gemeinsam regeln. Manche Wissenschaftler glauben, es handle sich um feste Teams, in denen Osteoklasten und Osteoblasten zusammenarbeiten.
Man kann eben nicht einfach die Knochenklauer (Osteoklasten) und deren Vorläufer und vermutete Auslöser zügeln und die braven Knochenbauer (Osteoblasten) und deren Vorläufer und Anregungsfaktoren mutig anfeuern. Die Verbindung dieser Zellarten bewirkt, daß Maßnahmen, die einen

Zelltyp beeinflussen, normalerweise ebenso auf andere Zelltypen einwirken.
Die Eigenintelligenz des Knochenstoffwechsels läßt sich also nicht plump bevormunden, wohl aber durch richtige Lebensführung beeinflussen.

Die Ausnahmen

Der Knochenumbau ist nicht der einzige Vorgang am Knochen, denn es finden selbst nach Abschluß der eigentlichen Wachstumsphase auch noch Wachstumsprozesse statt, beispielsweise bei veränderter mechanischer Belastung, nach Brüchen oder bei manchen schweren Stoffwechselstörungen. Bedeutend für den gegenwärtigen Zusammenhang ist die Tatsache, daß auch diese Wachstumsprozesse am erwachsenen Knochen sich nach den Notwendigkeiten richten. Diese werden unter anderem von den Osteozyten gemeldet. Je nach Bedarf wird also die Wachstumsbremse wieder gelöst. Bedarf und Wirtschaftlichkeit sind beim Knochenumbau die entscheidenden Faktoren.

Die besten Jahre

Bis zu einem gewissen Alter führt der laufende Knochenumbau zu einer immer größeren Festigkeit der Knochen *(Peak bone mass)*. Diese Tatsache folgt einer Notwendigkeit, denn unsere biologische Uhr erwartet, daß der Körper um das 30.–35. Lebensjahr, unsere »besten Jahre«, auch den größten Beanspruchungen ausgesetzt ist. Danach nimmt die Knochenmasse langsam, aber stetig ab.
Doch selbst für das höhere Alter (über 75 Jahre) müssen wir

eine Abnahme der Knochendichte nicht fatalistisch als Schicksal hinnehmen. Ebenso wie an unterschiedlichen Stellen unseres Skeletts je nach Bedarf eine unterschiedliche Knochendichte erreicht wird, hängt auch die Abnahme in größtem Maß davon ab, wie wir unseren Körper beanspruchen. Wir haben es also in der Hand, wie schnell oder wie langsam sich unsere Knochenmasse zurückbildet.
Bei den meisten Menschen stellt demnach der Knochenmasseverlust bis ins höhere Alter, d. h. um die 80 Jahre, keine Gefahr für Brüche dar.
Wenn in diesem Buch Zahlen angeführt werden, sollen sie demnach auch nur als Zahlen verstanden werden, nicht mehr und nicht weniger. Sie wurden von vielen Quellen aus jahrelangen Beobachtungen und Messungen errechnet. Sie stellen aber keinen Einzelmenschen dar, sondern eben nur Zahlen. Information allein bedeutet keine Antwort, sondern nur eine Hilfestellung, mit der man sich durch eigenverantwortliches Handeln über das statistisch vorgegebene Schicksal erheben kann.

Nur langfristiger Bewegungsmangel kann das Schicksal unserer Knochen wirklich besiegeln.

Statistiken und Modelle

Ab dem 30.–35. Lebensjahr beginnt sowohl bei Männern wie bei Frauen ein Verlust der Knochenmasse. Dieser Verlust entsteht dadurch, daß im Rahmen des oben beschriebenen Knochenumbaus mehr abgebaut wird, als nachher wieder aufgebaut wird. Die genauen Ursachen dafür kennt man noch nicht. Anders ausgedrückt: Sie haben sich durch die herkömmlichen Methoden der Medizinwissenschaften noch nicht entschlüsseln lassen. Man weiß nur, was man beobachtet hat. Auch wir können und wollen hier nicht »das Rad neu erfinden« und werden uns auf eine Menge der gesammelten Erfahrung und Beobachtungen berufen. Unsere Schlüsse dagegen werden in den nachfolgenden Kapiteln erheblich von denen der universitären Medizin abweichen.

Die »Regenschirmlogik«

Denn es ist vollkommen in Ordnung, zu erzählen: *»Heute habe ich auf der Straße viele Regenschirme gesehen, und es hat heftig geregnet.«* Wer jedoch aus diesen beiden Beobachtungen den Schluß zieht, daß die vielen Regenschirme den Regen verursachen würden, der liegt beträchtlich daneben. Unser Regenschirmbeispiel mag weit hergeholt erscheinen und amüsant sein, doch leider entspricht es im Prinzip der medizinwissenschaftlichen Vorgehensweise, Zusammenhänge herzuleiten. Deutlicher wird die wirkliche Tragik dieser Methoden, wenn nun zur Vermeidung von Regengüssen alle Regenschirme verboten werden. Wir wollen auf dieser Basis hiermit den Begriff der »Regenschirmlogik« erfinden.

Die Betonung in der medizinischen Fachliteratur liegt vielfach darauf, die gemachten Beobachtungen mit rechnerischen Methoden auszuwerten. Ein Großteil der darin angebotenen Aussagen sind dann auch abgeschwächt. Dazu dienen Wörter wie »möglicherweise« oder Ausdrücke wie »man nimmt an, daß«. Und unberechtigt ist eine solche Vorsicht ja gar nicht. Schließlich hat noch niemand ein Östrogenmolekül zu einem Osteoblasten hinschlendern sehen, um diesen zum verstärkten Knochenaufbau anzuhalten: »Na, mach schon!«

Modelle sind keine Tatsachen

Den Mangel an konkretem Wissen durch Denk- und Verständnismodelle ersetzen zu wollen ist vollkommen berechtigt. Auch wir stellen in diesem Buch manche der Modelle vor, die sich in den letzten 30 Jahren entwickelt haben. Die Schwierigkeit dieser mechanistischen Erklärungsversuche liegt darin, daß sie in nur wenigen Situationen »passen« und den meisten dynamischen Fragestellungen nicht standhalten. Man darf diese Modelle also nicht mit Tatsachen verwechseln. So verständlich es ist, dieser Versuchung zu erliegen, so gehen doch in der Praxis die Aussagen mancher Ärzte einfach zu weit, wie beispielsweise die lapidaren Worte:
»Sie müssen Östrogene nehmen, sonst bekommen Sie Osteoporose.«

Wer tatsächlich wieviel von was verliert

Die Geschichte des Knochenstoffwechsels ist innerhalb dieses Kapitels aber noch nicht ganz aufgerollt. Hier stellen wir nur die Zusammenhänge dar, die den allgemein anerkannten (unzureichenden) Theorien entsprechen. Im nachfolgenden Kapitel 6 werden wir dann *unser Modell* entwickeln.
Außerdem ist im Rahmen dieses Kapitels vom *planmäßigen* Ausmaß des Knochenmasseverlustes die Rede und *nicht* von *Osteoporose.* Die normalen Vorgänge sind Voraussetzungen zum Verständnis der Osteoporose (siehe Kapitel 7). Dann ist man in der Lage, abzuschätzen, wo und wann das normale Maß der Anpassung überschritten wurde und wie man vorbeugend, lindernd und im besten Fall sogar heilend ansetzen kann.
Dazu vorerst die herkömmliche Verlustmeldung: »Im Gegen-

satz zu Männern, bei denen die Abnahme der Knochenmasse einigermaßen gleichmäßig abläuft, geschieht sie bei Frauen nach dem Klimakterium für einige Jahre etwas verstärkt. Danach gleichen sich die Werte wieder denen der Männer an.« Üblicherweise bleibt diese Aussage ohne weitere Information stehen. Dadurch werden aber die Tatsachen schwerwiegend verfälscht. Wenn man nämlich die Vergleichswerte von Männern und Frauen nach dem Knochenmasseverlust

- in der Spongiosa und
- in der Corticalis

trennt, ergeben sich folgende Beobachtungen:

	Männer	Frauen
Knochenmasseverlust in der Corticalis	fast identisch	
Knochenmasseverlust in der Spongiosa	geringer	höher

Dies sind Tatsachen, keine Interpretation. In welchem Maße sich der Abbau in diesen Jahren bei einer Frau verstärkt, hängt von vielen Faktoren ab, die soweit sie überhaupt wissenschaftlich abschätzbar sind, ausführlich in Kapitel 8, *Risikofaktoren*, beschrieben werden.

Fließende Grenzen

Als weitere wichtige Tatsache muß man bedenken, wie groß das Risiko einer Frau wirklich ist, letztlich zu den etwa 30 Prozent von Frauen zu gehören, die nach der Menopause einige Jahre lang einen massiveren Knochenmasseverlust erleiden als der Durchschnitt. In der Fachsprache nennt man diese Frauen die *»Fast loser«* oder »schnellen Verlierer«. Obwohl sich die Frage nicht klar abgrenzen läßt, gibt es mehrere Möglichkeiten, persönliche Tendenzen festzustellen.

Die in Kapitel 8 angeführten Kriterien geben einem erfahrenen Therapeuten im Rahmen eines ausführlichen Gesprächs die Tatsachen an die Hand, mit einiger Wahrscheinlichkeit abzugrenzen, ob Sie zu einer Risikogruppe gehören. Abgesehen davon ist und bleibt rechtzeitige Prävention (Kapitel 10, 11 und 12) die sicherste Methode, die Gefahr einer Osteoporose auszugrenzen.

Fast nur im Fall der »schnellen Verlierer« von Knochenmasse besteht die Gefahr, daß der Knochenmasseverlust zur Krankheit der Osteoporose führt. Alle anderen Menschen, Männer wie Frauen, erleben lediglich eine altersgemäße Abnahme der Knochenmasse.

Der beschleunigte Knochenmasseverlust bei dem genannten Drittel von Frauen beginnt auch nicht sofort nach dem Aussetzen der Regelblutung und ebenfalls nicht sofort, nachdem die Eierstöcke ihre Östrogenproduktion einstellen, sondern erst etwa sechs Monate bis zwei Jahre später. Im Schnitt hält er nur sieben bis zehn Jahre an. Selbstverständlich gibt es Frauen, bei denen es ganz anders abläuft. Hier zitieren wir ausschließlich Mittelwerte für Frauen, die keinen Sport betreiben, die keine vorbeugende Therapie erhalten und die schlecht informiert sind; Frauen, die, indem sie nichts unternehmen, schicksalsergeben hinnehmen, was überhaupt nicht schicksalhaft sein muß.

6 Unser Modell

»Es gibt für die Wissenschaft nur eine Grenze, den Horizont unserer Vorstellungskraft.«

David Lee
Nobelpreisträger für Physik, 1996

Mit dem Kapitel *Unser Modell* wollen wir keinesfalls den Eindruck erwecken, daß wir den Knochen neu erfunden hätten. Ein Großteil dessen, was wir sagen, ist weithin bekannt und anerkannt. Leider aber sind diese Einzelteile bisher noch nicht zu einem brauchbaren und nachvollziehbaren Gesamtbild zusammengefügt worden. Der überwiegende Teil aller an Nichtmediziner gerichteten Osteoporose-Literatur spricht immer nur den *Patienten* an, also den bereits erkrankten Menschen, und meistens spricht er auch nur zu ihm oder ihr *herunter.*

Die bisher noch nicht so bekannten Teile »unseres Modells« könnte man in Frage stellen: »Woher wissen Sie das?« oder »Wo steht das?« Wer aber nur das anzunehmen wagt, was bereits vielfach voneinander abgeschrieben wurde, wird nie etwas Neues erfahren. Und letztlich sollte man doch, wenn das Bisherige nicht funktioniert hat, nicht nur versuchen, das Nichtfunktionierende mit noch mehr Vehemenz zu betreiben. Oder, mit den Worten von Mahatma Gandhi: »Falsche Aussagen (Lügen) werden nicht dadurch wahr, daß man sie weit verbreitet.«

Vergleich mit herkömmlichen Modellen

Noch einmal zum Vergleich einige der im Umlauf befindlichen Osteoporose-Definitionen, die den gegenwärtigen Stand der diagnostischen und therapeutischen Ansätze widerspiegeln.

Osteoporose-Definition 1

In der Medizin gibt es mehrere Ansätze, die Krankheit der Osteoporose zu umschreiben. Einer davon definiert die Osteoporose als

Gruppe von Erkrankungen, bei denen sich die Knochenmasse verringert, ohne daß dies auf einen Mineralstoffmangel zurückzuführen ist.

Dazu sei noch einmal das Modell der Knochenumbauphasen aus dem vorigen Kapitel zitiert. Dabei ist die Aufbauphase *(Formation)* grob gesehen in zwei Phasen zu unterteilen:

> Suche in die falsche Richtung?

- Zunächst »weben« die Osteoblasten in das von den Osteoklasten gefressene Loch ein Gerüst aus kollagenen Fasern und bilden sogenannte Kristallisationskerne, die Voraussetzung zum Einbau der Mineralien sind.
- In dieses Gerüst lagern sich dann erst die eigentlichen Knochenbausubstanzen ein (beispielsweise Calcium und Phosphate). Dabei wird etwa jeder zehnte Osteoblast in das Gerüst der Knochensubstanz eingemauert.

Nach der vorhergehenden Definition dürfte die Verringerung der Knochenmasse nur in der ersten dieser beiden Aufbauphasen begründet sein, wo das Gerüst aus Kollagenen gebaut wird. Störungen der Einlagerung der eigentlichen Knochenbausubstanzen (*Mineralisationsdefekte* genannt) würden dabei scheinbar unter allgemeine Mangelerscheinungen fallen. In Wirklichkeit steckt hinter dieser Definition mehr Wahrheit, als auf den ersten Blick sichtbar sein mag, aber bestimmt nicht mit Absicht.

Osteoporose-Definition 2

Die »Osteoporosis Consensus Development Conference« aus dem Jahre 1993 dagegen definiert Osteoporose als eine

systemische Skeletterkrankung, die durch eine niedrige Knochenmasse und eine gestörte Mikroarchitektur des Knochengewebes charakterisiert ist, mit einer nachfolgend erhöhten Knochenbrüchigkeit und Neigung zu Spontanbrüchen.

Daraus wird deutlich, daß die schulmedizinische Diagnose der Osteoporose hauptsächlich nach Befunden der sogenannten bildgebenden Diagnostik fragt (Röntgen, Computertomographie etc.) oder nach Knochenschmerzen oder bereits vorgefallene, sogenannte Spontanbrüche heranzieht. Dies sind Brüche, die ohne angemessenen Auslöser (Unfall, Überlastung etc.) auftreten. Im Extremfall darf man einem Osteoporose-Patienten die Hand nicht zu fest schütteln, da sonst der Unterarm in Knöchelnähe bricht.
Die letzte Definition geht aber wenigstens etwas mehr ins Detail und benützt den Begriff »Mikroarchitektur des Knochengewebes«. Störungen, die in dieser Mikroarchitektur auf-

treten, sind jedoch schwer zu bestimmen, außer durch Entnahme von Knochenproben *(Biopsien)*. Weiteres über die medizinwissenschaftliche Vorgehensweise zur Feststellung einer Osteoporose finden Sie im Kapitel 9. Hier sollen zunächst nur die Gemeinsamkeiten der beiden zitierten Definitionen beleuchtet werden:

- Zum einen sind sie Verständnismodelle des Arztes über die Abläufe im Körper der Patienten. Was wir mit diesem Buch erreichen wollen, ist ein Verständnis der Leser über ihren eigenen Körper. Denn nur auf dieser Grundlage können Sie beginnen, selbst Einfluß zu nehmen.
- Die zweite Gemeinsamkeit der zitierten Definitionen ist, daß sie, wie viele andere Erklärungsversuche auch, die wachsende Unklarheit beleuchten, die in den Medizinwissenschaften herrscht.

Man hält aber allgemein daran fest, daß die Osteoklasten mehr Knochenmasse abbauen, als die Osteoblasten wieder aufbauen.
So einfach soll das Wunderwerk Mensch sein? Ein Tauziehen um Vorherrschaft? Ein Kampf um Lebensraum? Zum Glück entziehen sich die wechselseitigen Auswirkungen der am Knochenstoffwechsel beteiligten Mechanismen einer rein rechnerischen Bestimmung. Und deshalb stellen wir ernsthaft die Frage: Kann es wirklich so sein, daß alle Formen der Osteoporose nur daher rühren, daß die Osteoklasten mehr Knochenmasse abbauen, als die Osteoblasten wieder aufbauen?

Unbrauchbare Rechenmodelle

Eine weitere der medizinwissenschaftlichen Vermutungen ist, daß die Osteoklasten und Osteoblasten als *festes Team* von Klauern und Bauern arbeiten, als sogenannte *Basic multicellular unit (BMU)*. Wenn man von dieser Annahme ausgeht, dann muß man eine *qualitative* Ursache für die Osteoporose suchen,

- eine Leistungs*schwäche* der Osteoblasten
- oder eine *verstärkte* Leistung der Osteoklasten,

und dafür einen Auslöser finden. Dazu mußte bislang beispielsweise der Östrogenmangel herhalten.
Eine andere Möglichkeit, sich ein wachsendes Ungleichgewicht zwischen Auf- und Abbau der Knochenmasse zu erklären, geht von einer *mengenmäßigen* Fehlentwicklung aus:

- ein verändertes *Zahlen*verhältnis zwischen Osteoblasten und Osteoklasten, das heißt, daß die Anzahl der Osteoklasten im Verhältnis zur Anzahl der Osteoblasten zugenommen hat,
- eine veränderte Arbeits*geschwindigkeit* der einzelnen Zelltypen, daß heißt, daß die Osteoklasten im Vergleich zu den Osteoblasten schneller arbeiten oder schneller zur Arbeit angeregt werden oder schneller zu ihrem Wirkungsort gelangen, oder,
- eine *verkürzte* Ruhepause für die Osteoklasten und/oder eine *verlängerte* Ruhepause der Osteoblasten, das heißt, die Osteoblasten schlafen länger, während die Osteoklasten zu Frühaufstehern geworden sind.

Auch zur Erklärung dieses Modells muß man glaubhafte Auslöser finden. Ursachen anzuführen, die *unvernünftig* sind, ist aber nur glaubhaft, wenn man bereit ist, die Natur als unvernünftig zu akzeptieren.

Der fehlende Schritt

Nach den bisherigen, eindeutig vergeblichen Erklärungsversuchen sollen hier noch einmal aus Kapitel 5, *Der Knochenumbau,* die vier Phasen des Knochenumbaus kurz zusammengefaßt werden. Dabei wird deutlich, daß eine fünfte Phase fehlt. Wird diese Unterlassung behoben, entsteht der Schlüssel zu einem *vernünftigen* Verständnis der Knochenumbauprozesse:

1. Aktivierung der Osteoklastenvorläufer
2. Abbau oder *Resorption*
3. Umkehrung
4. Aufbauphase
   a) Die Osteoblasten »weben« in das von den Osteoklasten gefressene Loch ein Gerüst aus kollagenen Fasern.
   b) In dieses Gerüst lagern sich dann die Knochenbausubstanzen Calcium und Phosphate ein.

Besonders die detaillierte Beschreibung der vierten Phase ist von Bedeutung, denn es wird deutlich, daß sie tatsächlich aus zwei getrennten Vorgängen besteht. Und von diesen zwei Vorgängen gehört nur der erste zum Knochenumbau, während der zweite dem Knochenstoffwechsel zuzuordnen ist und eigentlich eine eigene (fünfte) Phase bildet.

Die fünfte Phase – Mineralisation

Die *Mineralisation,* die Einlagerung der Knochensalzverbindungen in die Knochenmatrix, ist eine eigenständige Phase mit eigenständigen Steuerungseinflüssen. Diese Steuerung unterliegt nicht nur zentralen Einflüssen wie Blutspiegel von Calcium, Phosphaten, Magnesium oder von Calcitonin und anderen Hormonen. Auch direkt im Knochen selbst und an anderen Schauplätzen des Stoffwechsels wird gesteuert, in welcher Weise diese Einlagerung geschieht.

Und deshalb ist die Frage, ob wirklich bei allen Formen der Osteoporose nur die Osteoklasten mehr Knochenmasse abbauen, als die Osteoblasten wieder aufbauen, mit einem klaren Nein zu beantworten. Denn selbst bei vermehrter Aktivität der Osteoblasten kommt es zu einem Knochenmasseverlust, wenn die Mineralisation unzureichend stattfindet.

> Knochenstoffwechsel und Knochenumbau sind eigenständige Vorgänge

Auf den ersten Blick mag der Gedanke des Trennens angesichts der oft angestrebten »Ganzheitlichkeit« widersprüchlich erscheinen. Vielleicht ist es besser, die Begriffe gleichberechtigt und eigenständig nebeneinanderzustellen. In Kapitel 3, *Hormone*, ist deutlich geworden, daß die Mehrzahl der Regelvorgänge im Körper bei weitem nicht so von oben nach unten gesteuert sind, wie der Laie sich den Körperstaat vorstellt. Der Körper macht uns viel mehr Partnerschaft vor – wir schauen nur nicht hin.

Vernunft und Partnerschaft

In den beiden vorhergehenden Kapiteln wurde entwickelt, daß die Mechanismen von Knochenstoffwechsel und Kno-

chenumbau auf einer vollkommen vernünftigen, geradezu marktwirtschaftlichen Verständigung beruhen. Das Lebenswichtige kommt zuerst. Im Kapitel *Der Calciumhaushalt* wurde beispielsweise eine solche Vorrangigkeit des Calciumbedarfs im Blut beschrieben.
Zur Partnerschaft und zur Verständigung zwischen Knochenstoffwechsel und Knochenumbau sind weitere Fragen zu beantworten:

- Wer stellt den *bestehenden* Bedarf an Knochenstabilität fest?
- Wer stellt den *zu erwartenden* Bedarf fest?
- Welche *Folgen* hat eine solche Bedarfsmeldung?

Diese Fragen gehen davon aus, daß (neben den Aufgaben von Calcium im Blut) die Qualität des Knochens als vorrangig gilt. Denn nach wie vor geht es darum, festzustellen, welche Vorgänge beeinflussen, ob im Körper gute und belastungsfähige Knochen aufrechterhalten werden oder ob die Stabilität des Skeletts abnimmt, bis hin zur Osteoporose.

Die Bedarfsfeststellung

Wie bei fast allen Vorgängen im Körper bestehen sowohl für Knochenstoffwechsel als auch Knochenumbau zweierlei Bedarfssituationen: akut und langfristig. Streng trennen lassen sich die beiden nicht. Denn einerseits hat jeder akute Bedarf langfristige Folgen, und außerdem setzt die Deckung dieses akuten Bedarfs auch langfristige Vorbereitungen voraus. Ein banaler Vergleich soll dies verdeutlichen: Wer plötzlich für einen akuten Notfall Geld braucht, muß entweder eine Reserve angespart haben oder sich die Mittel anderswo ausleihen können. Und auch dazu muß er sich vorher die Kredit-

würdigkeit erarbeitet haben. Andererseits besteht jede langfristige Bemühung aus vielen kleineren, akuten Handlungen und bedarf vieler momentaner Entscheidungen.
Gerade um zu beleuchten, wie sich zwangsläufig eine Wechselwirkung, also eine Partnerschaft, zwischen Knochenumbau und Knochenstoffwechsel ergibt, wollen wir die beiden jeweils einzeln unter den Gesichtspunkten *akut* und *langfristig* betrachten. Lassen wir uns nicht davon stören, daß diese Partnerschaft nicht ganz gleichberechtigt ist und daß auch die Unterteilung zwischen Knochenstoffwechsel und Knochenumbau nicht eindeutig sein kann. Sie soll lediglich aussagen, wo der jeweilige Schwerpunkt des betreffenden Vorgangs liegt und wem die beteiligten Steuermechanismen zuzuordnen sind.

- Der *Knochenstoffwechsel* betrifft den Austausch von Substanzen (also *Stoffen*) innerhalb des Knochens sowie zwischen Knochen und Blut. Er ist demnach stärker an die Bedürfnisse und Vorgänge des Stoffwechsels im restlichen Körper gekoppelt.
- Beim *Knochenumbau* handelt es sich vorwiegend um die Mechanik der Auflösung von Knochenstruktur, um die Verfahren zur Herstellung neuen Knochenmaterials und um die Steuerung von Qualität und Quantität dieser Vorgänge.

Die Vorgänge des Knochenstoffwechsels erscheinen viel logischer und sind viel leichter verständlich. Es leuchtet ein, wenn bei Mangel einer Substanz alles unternommen wird, um diesen Mangel zu beheben, oder wenn im Falle eines Überschusses die Ausscheidung verstärkt und/oder die Aufnahme gebremst wird.

Der akute Knochenumbaubedarf

Als Bedarfsprüfer ersten Ranges für den *akuten* Knochenumbaubedarf bieten sich natürlich die Osteozyten an. Sie befinden sich direkt am Schauplatz des Knochenumbaus, sie stehen untereinander in Verbindung und haben nachgewiesenermaßen mit den anderen Akteuren des Stoffwechsels guten Funkkontakt.

Die Osteozyten wissen, wo Reparaturbedarf besteht oder wo gerade die Qualität des Knochens nachgelassen hat. Eine solche Feststellung wird nicht aufgrund einer Zahlenvorgabe getroffen, sondern richtet sich nach einer regelmäßig auftretenden Belastung an der betreffenden Knochenstelle.

Diese akute Seite der Bedarfsfeststellung verläuft zunächst von außen nach innen, also von den Knochen zu den anderen Steuerungszentralen. Dabei handelt es sich vorwiegend um den akuten Bedarf. Auch bei älteren Menschen bleibt diese Kommunikation übrigens erhalten. Deshalb steht fest:

> Regelmäßige Belastung gewährleistet unter normalen Ernährungsumständen die Qualität des Knochens.

Daraus ergibt sich auch der Wert der Bewegung als tragende Säule jeder Osteoporose-Therapie. Im Laufe der Zeit entsteht dabei eine Art Lerneffekt. Der Körper beginnt aus den akuten Abläufen Schlüsse zu ziehen, er paßt sich an.

Der zu erwartende Knochenumbaubedarf

Den *langfristig zu erwartenden* Bedarf vorherzusagen ist bei weitem schwieriger, stellt aber einen ungemein wichtigen

Ansatzpunkt für den einzelnen dar, um bei der Gestaltung seiner persönlichen Knochendichte selbst mitzureden.
In der Jugend weiß der Körper, daß ein Erwachsener geplant ist, und wächst deshalb im Normalfall zur vorgesehenen Erwachsenengröße des Menschen heran. Danach, das weiß er auch, ist kein weiteres Längenwachstum der Knochen mehr nötig, und er stellt die betreffenden Wachstumsmaßnahmen ein. Dies sind besonders die Prozesse am Ende der Röhrenknochen.
Soweit sind sich sogar die unterschiedlichen Verständnismodelle der Medizinwissenschaft einig. Auch über den Vorrang, den der Blutcalciumspiegel über den Calciumgehalt des Knochens hat (siehe Kapitel 4), herrscht weitgehende Übereinstimmung. Für alle anderen Bereiche des langfristigen Bedarfs wollen wir wieder von der Überzeugung ausgehen, daß der Organismus einer grundlegenden Vernunft und Wirtschaftlichkeit folgt.

Die Östrogene nur indirekt an der Qualität des Knochengerüsts beteiligt

Das erleben Frauen sehr deutlich, die über einige Jahre einer Osteoporose alleine durch Östrogenbehandlung vorbeugen wollen. Wenn sie die Hormonersatztherapie absetzen, tritt der Knochenmasseverlust, der durch die Hormongabe vermieden wurde, mit geradezu aufgestauter Vehemenz ein. Denn nach Absetzen der Östrogenpräparate fehlen – mit einer ebenso langen Verzögerung wie nach dem Klimakterium – die Signale für eine erhöhte Blutbildungsanforderung. Es scheint also, daß der Unterschied zwischen den Anforderungen an das Knochenmark vor dem Klimakterium und nachher durch Östrogene nur aufgeschoben wird. Diese An-

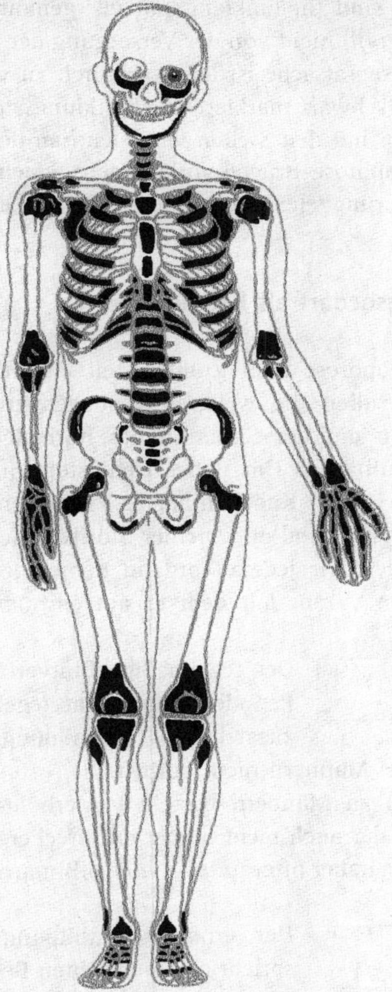

Abb. 6: Konzentrationsstellen des roten, d. h. blutbildenden Knochenmarks im Skelett des Erwachsenen

forderungen sind (in Einklang mit der genannten *grundlegenden Vernunft*) nicht von der Versorgung der Spongiosa zu trennen. Diese Tatsache ist leicht dadurch zu verdeutlichen, daß man die schwarz markierten Blutbildungsstellen am Skelett in Abb. 6 mit den Stellen vergleicht, an denen die häufigsten Osteoporose-Brüche vorkommen: Schenkelhals, Wirbelkörper, Sprunggelenk des Fußes, Unterarm etc.

Blutbildungsbedarf als Regelgröße

Da die Osteoporose zum größten Teil eine Krankheit der Frauen ist, sollen die weiteren »knochenwirtschaftlichen« Überlegungen auf der Situation des normalen weiblichen Knochens aufbauen. Um dabei wenigstens im groben zu zeigen, wie sehr Knochenumbau, Knochenstoffwechsel, weiblicher Zyklus und allgemeiner Stoffwechsel ineinandergreifen, stellen wir jedem Vorgang denjenigen Begriff im Randkästchen voran, mit dem er am engsten zusammenhängt:

Regelblutung

Der regelmäßige Blutverlust durch die Periodenblutung hat regelmäßig einen zusätzlichen Blutbildungsimpuls zur Folge, der bei Männern nicht auftritt.
Im Vergleich zu Männern besteht ein erhöhter Bedarf an Blutbildung, der auch nicht immer entsprechend gedeckt ist. Frauen leiden daher öfter unter *Anämie* (Blutarmut) als Männer.

Knochenumbau

Der erhöhte Blutbildungsbedarf entspricht einem erhöhten Bedarf an Knochenmark, denn fast die gesamte Blutbildung findet im Knochenmark statt.
Der Bedarf an mehr Knochenmark (als bei Männern) bedeutet

auch, daß der Knochen von Frauen einen höheren Anteil an Spongiosa besitzen muß.
Dazu der sehr anschauliche Bericht einer Medizinstudentin, die ihre Erlebnisse im Leichenschauhaus beschreibt:

»Eine der wichtigsten Einkommensquellen der sogenannten Penner war früher das Blutspenden. In den 60er Jahren wurden Häufigkeit des Blutspendens und Zustand des Spenders weniger genau überwacht. Also konnte man immer wieder irgend woanders zum Blutspenden gehen, so daß manche jede Woche einmal ihr Blut ›verkauften‹.
Weil diese armen Menschen keine Angehörigen hatten oder keinen Kontakt zu ihnen, landeten sie nach ihrem anonymen Tod meistens in der Pathologie (Sezierraum).
Die verblüffende Feststellung, die wir dort machen konnten, war, daß sich bei den ›stärksten‹ Blutspendern sogar die Knochen der Schädeldecke innen zu Spongiosa umgeformt hatten, um den laufenden Blutbildungsbedarf zu decken.«

Knochenumbau

Aus den vorhergehenden Kapiteln ist bekannt, daß die Spongiosa unverhältnismäßig mehr Knochenoberfläche besitzt als die harte Knochenschale, die Corticalis.

Knochenstoffwechsel

Daher ist die Spongiosa auch um ein Vielfaches stärker von allen Störungen des Knochenstoffwechsels betroffen.

Knochenstoffwechsel

Das in der Spongiosa angesiedelte Knochenmark benötigt und erhält entsprechend mehr Durchblutung und Versorgung, wodurch auch die Spongiosa im entsprechenden Maße mit Knochenbausubstanzen versorgt wird.
Außerdem wird im Zusammenhang mit jeder Schwangerschaft die Regenerationsfähigkeit des Calciumhaushalts ver-

bessert, um den erhöhten Calciumbedarf von Schwangerschaft und Stillzeit wieder ausgleichen zu können.

Knochenumbau

Der Knochen profitiert in höherem Maße von den Belastungsreizen durch Bewegung.

Soweit die Tatsachen, die das Bild eines sensibleren Knochens vermitteln. Damit ist dieser Knochen keineswegs schwächer als der von Männern, jedoch den Einflüssen der Umstände stärker unterworfen.

Die Entscheidung liegt beim einzelnen

Diese Umstände sind aber keine übermächtigen Dinge, die nur außerhalb von uns selbst stattfinden. Der wichtigste »Umstand« ist der Mensch selbst und was er mit seinem Körper tut, wie er/sie ihn behandelt. Diesen Umstand können wir kontrollieren, haben wir sogar die Pflicht zu kontrollieren. Deshalb ist dieser Punkt, dieser Moment des Verstehens auch der entscheidende.

Die Pflicht zur Eigenverantwortung

Berücksichtigt man die genannten Tatsachen, dann kann man am wirksamsten bestimmen, wie sehr man sich die oben beschriebene Sensibilität des Knochens zunutze machen will, um ihn so stabil wie möglich zu bewahren. Wenn wir unser Modell weiterverfolgen:

Menopause oder OP oder Diät

Mit Einsetzen der Menopause oder durch eine radikale Unterleibsoperation oder durch Hungerkuren bzw. andere hormonfeindliche Diäten hören die monatlichen Blutungen auf und damit der Bedarf für vermehrte Blutbildung.

Knochenumbau

Die zusätzliche Menge an Spongiosa, in der die zusätzliche Menge des Knochenmarks liegt, verliert ihre blutbildende Bedeutung.

Knochenstoffwechsel

Nach einer Zeit von einigen Monaten bis drei Jahren wird daraus die Konsequenz gezogen: Die Versorgung dieser zusätzlichen Menge Knochenmarks wird verringert. Damit wird auch die Spongiosa nicht mehr so gut mit Kollagenen und Mineralsalzen versorgt.

Wir beschreiben diese Abfolge, als ob keine zusätzliche Bewegung und Belastung stattfinden würde. In Wirklichkeit ist es an dieser Stelle von wegweisender Bedeutung für das Schicksal Ihres Knochens, inwieweit Sie sich über ein normales Arbeitsmaß hinaus bewegen (wollen).

Der von hier an beschriebene Ablauf liegt zu 99 Prozent in Ihren Händen: welche der Kurven im folgenden Diagramm für Sie zutrifft, in welchem Maße die Versorgung abnimmt, in welchem Maße die nachfolgend abgebildeten Knochenbälkchen dünner werden, bis es zur neben B dargestellten Unterbrechung eines Knochenbälkchens kommt, ob sich immer mehr der Löcher wie bei A entwickeln – also das ganze restliche Schicksal Ihres Knochens. Es hängt viel weniger von irgendeiner anonymen biologischen Uhr ab als von Ihrer eigenen Lebens- und Bewegungsfreude.

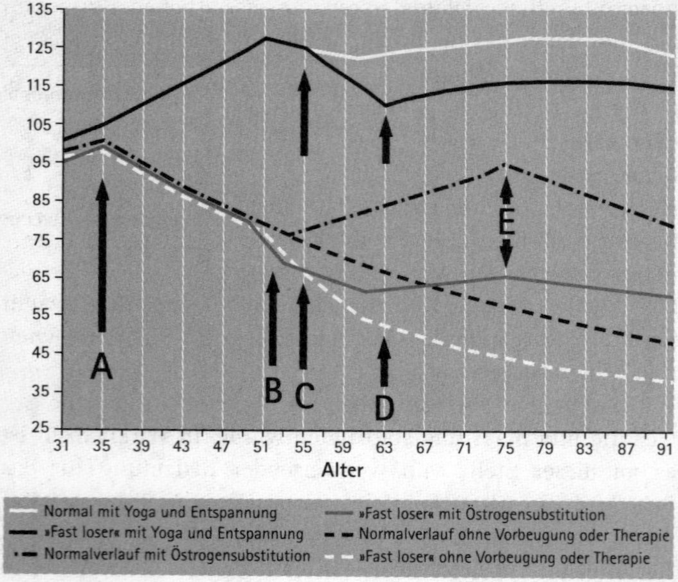

Abb. 7: Vergleich des Knochendichteverlaufs unter verschiedenen Umständen

Wann kommt es zum ersten tatsächlichen Strukturverlust?

Angenommen, Sie sind schicksalsergeben und lassen es darauf ankommen, daß sich ein mangelndes Lebensinteresse auf Ihre Knochen auswirkt, *und nur dann*, läuft von nun an der Prozeß des Knochenmasseverlustes folgendermaßen weiter und führt schließlich zur Osteoporose:

Aufgrund des nicht durch Bewegungsreize kompensierten Versorgungsmangels verlieren die Strukturen der Spongiosa an Dichte.

Bewegungsabhängig

Manche der Knochenumbaustellen geraten zu groß (A) und können nicht mehr rechtzeitig gefüllt werden. Als Folge geschehen die ersten Durchtrennungen der Knochenbälkchen (B). Anhand der Abbildung kann man sich vorstellen, wie einige der kleinen Löcher zu groß werden, sich zu einer großen Lücke vereinen und schließlich zu einer vollkommenen Durchtrennung des betreffenden Knochenbälkchens führen.

Knochenumbau

Der erste tatsächliche und scheinbar unwiederbringliche Strukturverlust tritt ein.

Warum unwiederbringlich?

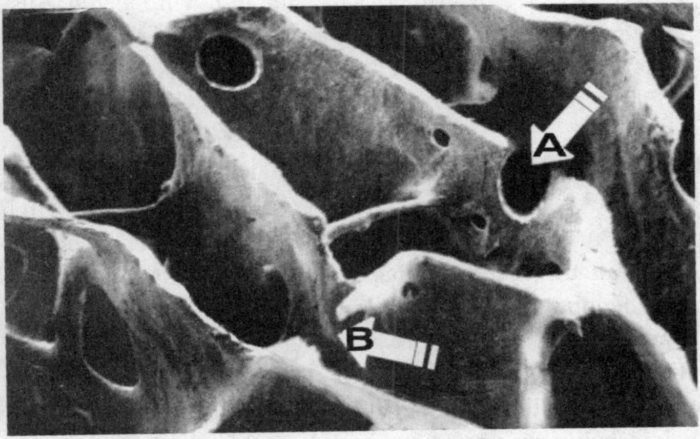

Abb. 8: Gefahrenstellen für Durchtrennungen der Knochenbälkchen

Sobald ein solches Knochenbälkchen einmal unterbrochen ist, kann von einem Ende zum anderen keine Kraftübertragung, d. h. Belastung mehr erfolgen. Ohne Belastung fehlen aber die Signale der Osteozyten zur Reparatur und zum Antransport und Einbau der Knochenbausubstanzen.

Warum *scheinbar* unwiederbringlich?

Denn in Wirklichkeit hat der Körper doch noch eine Regenerationsmöglichkeit. Darüber mehr unter *Regenerationsmechanismen* in Kapitel 7. Die nachfolgenden Angaben gelten also nur für den Fall, daß diese Regenerationsmöglichkeit nicht genutzt wird!

Knochenumbau

Folglich werden die Reste der »verwaisten« Knochenbälkchen ausgelöst.

Knochenstoffwechsel

Dadurch werden vermehrt Mineralsalze freigesetzt, ohne sie wieder entsprechend einzubauen.

Allgemeiner Stoffwechsel

Aufgrund des erhöhten Gehalts dieser Mineralsalze im Blut wird deren Ausscheidung angeregt und ihre Aufnahme über den Darm gebremst. Die Calcitoninausschüttung wird erhöht (s. Kapitel 4).

Knochenstoffwechsel

Die Calcitoninausschüttung bewirkt, daß versucht wird, den erhöhten Mineralstoffgehalt des Blutes durch Einbau in den Knochen zu verringern. Da aber Knochenbälkchen unwiederbringlich abgebaut wurden, fehlt es an Knochenoberfläche zum Einbau dieser überschüssigen Mineralstoffe.

Hier gelingt es scheinbar nicht mehr, den Mineralsalzüberschuß durch Einbau in den Knochen zu korrigieren. Der Regelmechanismus »versagt« jedoch nicht, sondern versucht nach wie vor, die richtigen Blutspiegel der betreffenden Mi-

neralien aufrechtzuerhalten, denn sie besitzen eindeutig Vorrangstellung über die Knochendichte.
Des weiteren zieht der Körper aus der Unlust an Leben und Bewegung die einzig logische Konsequenz. Mehr darüber im nächsten Kapitel, wo es um das tiefere Verständnis dessen geht, welche Kräfte bei der Osteoporose wirklich im Spiel sind. Vorläufig aber ist der *Niedergang der Knochenqualität noch nicht besiegelt.*

Die Folgen solcher Bedarfsmeldungen

Über den Beschreibungen der letzten Seiten haben wir das Prinzip der »grundlegenden Vernunft und Wirtschaftlichkeit« des Organismus nicht aus den Augen verloren. Wir haben den Bereich seiner Anwendbarkeit unter anderem um die Punkte

- Blutbildungsbedarf
- persönliche Entscheidungsfähigkeit
- Lebensinteresse
- Körperlichkeit

erweitert und wollen nun die Konsequenzen der Bedarfsmeldungen weiter verfolgen. So könnte man sich vorstellen, daß eine langfristige Bedarfsfeststellung zahlenmäßig mitbestimmt, ob aus einer Vorläuferzelle ein Osteoblast wird oder ein Osteoklast. In Kapitel 3 wurde bereits erwähnt, daß Zellen weit mehr Information in sich tragen, als sie für die Ausprägung zu nur einem Zelltyp brauchen. Bis zu einem bestimmten Zeitpunkt können sie sich noch entscheiden, »was sie werden wollen, wenn sie erwachsen sind«. Der auslösende Faktor im Musterbeispiel der Mutation des Axolotl (Kapi-

tel 3) war die Gabe von Schilddrüsenhormonen. Der entscheidende Faktor für die Ausbildung von Osteoblasten oder Osteoklasten im menschlichen Körper ist der laufende Bedarf innerhalb des Knochens.
Nicht nur meßbare Substanzen und Signale wirken sich auf den Stoffwechsel und Knochenumbau aus. Die Medizinwissenschaft weiß bereits seit mehreren Jahren von den greifbaren Auswirkungen der gedanklichen, emotionellen und seelischen »Nachrichten«, die wir unserem Organismus aufgrund unseres Verhaltens und unserer Gedanken und Gefühle schicken. Ganze Bücher sind dem Thema gewidmet. Deshalb muß es um so mehr verwundern, daß dieses Wissen nicht stärker beachtet wird.
Ein wichtiges Beispiel für nicht direkt meßbare Nachrichten ist das körpereigene Hormon *Calcitonin.* Es ist ein Medikament, das in der schulmedizinischen Therapie dann gerne verwendet wird, wenn eine Osteoporose mit tatsächlich feststellbaren Brüchen und Schmerzen vorliegt. Es soll hier nicht erschöpfend behandelt werden, sondern nur als Beispiel dienen. In Kapitel 4 wurde beschrieben, daß Calcitonin die Einlagerung von Calciumsalzen in die Knochen fördert. Der wirkliche Hauptgrund für seine Verwendung in der Osteoporose-Therapie ist seine schmerzhemmende Wirkung, die auf die Ausschüttung von *Endorphinen* zurückgeführt wird (s. auch Kapitel 9).

Calcitonin → Endorphine → Lebensfreude

In Kapitel 3 wurde der Begriff Endorphine bereits kurz erläutert. Endorphine sind aber nicht nur Schmerzblocker, sondern auch ganz maßgeblich an unserer Lebensfreude beteiligt. Man spricht deshalb auch von »Lustmolekülen«.
Andererseits wären das Leben und die Welt äußerst langweilig, wenn Freude, Schmerz und Leidenschaft nur durch Substanzen erzeugt werden könnten! Also haben wir uns darauf geeinigt, daß es auch nichtmeßbare Auslöser gibt. Schon bei der Vorstellung von Nahrung oder Geschlechtsverkehr laufen im Körper die entsprechenden Vorbereitungen dafür ab.
Damit wollen wir nicht die Behauptung in die Welt setzen, man könne sich ebenso jung denken, wie man sich in eine sexuelle Erregung hineinphantasieren kann. Vielmehr wollen wir die Rangfolge der Regelmechanismen neu bestimmen. Die neue Rangfolge stellt die Entscheidungsfähigkeit des Menschen an oberste Stelle.
Der Preis der *Entscheidungsfähigkeit* ist aber, daß sie mit einer *Verantwortung* einhergeht. Dieses Wissen fordert Verantwortung von jedem einzelnen von uns. Die Entscheidung heißt letztlich ja sagen zum Leben, zum eigenen Körper.

> *Körperfeindlichkeit ist in vielen Fällen die Ursache der Osteoporose.*

7 Was ist Osteoporose?

Wenn die körpereigenen Regelmechanismen des Knochenumbaus oder Knochenstoffwechsels ausfallen bzw. von außen radikal gestört werden, kommt es zur Osteoporose. Außer Menschen, bei denen die Störung durch Medikamente oder andere Therapien (Strahlen beispielsweise) verursacht wurde, brauchen sich eigentlich nur die 30 Prozent der Frauen um das Risiko einer Osteoporose zu sorgen, die besonders schnell an Knochenmasse verlieren (die bereits genannten »Fast loser« oder »schnellen Verlierer«). Denn nur diese 30 Prozent und die an der Altersosteoporose Erkrankten erfahren am eigenen Leib die tatsächlichen Erscheinungen einer Osteoporose:
Wirbeleinbrüche, Schenkelhalsbrüche, Brüche am Unterarm und am Fuß (unteres Sprunggelenk). Andererseits kann von zwei Menschen mit gleich wenig Knochenmasse der eine die Symptome der Osteoporose entwickeln, während der andere niemals etwas von seinem Knochenmasseverlust merkt. Damit ist auch bereits das Problem genannt, das in diesem Kapitel geklärt werden soll; es ist ein Problem der Abgrenzung.

Wann wird der Knochenmasseverlust zur Osteoporose?

Die Tatsache ist unumstritten, daß die Osteoporose zu den Krankheiten gehört, die mit dem, was man steigenden Lebensstandard nennt, zugenommen haben. Weniger Bewegung, verarmte Nahrung und Dauerstreß sind nur einige der vielen Veränderungen, die sich negativ auf die Knochenqualität auswirken. Deshalb wundert es nicht, daß die Anzahl der Wirbelbrüche in den letzten 30 Jahren deutlich zugenommen hat.

Fortschrittsbedingte Veränderungen der Knochenstruktur

Die bedeutendste Einzelursache der Osteoporose ist Bewegungsmangel in all seinen Formen. Dies wird auch durch archäologische Ausgrabungen und Vergleichsstudien belegt, die es möglich machten, die Knochendichtewerte der letzten 1700 Jahre zu vergleichen. Die Kurzfassung des Ergebnisses: Diejenigen, die sich einen hohen Lebensstandard leisten konnten, hatten damals schon ebenso brüchige Knochen wie heute. Nur wußten sie es wahrscheinlich nicht.

Vergleich mit der Zeit vor 1700 Jahren

Ein gewisses Ausmaß an Knochenmasseverlust ist normal. Aber wann spricht man von Osteoporose? Erst wenn ein Bruch stattgefunden hat? Wenn ein Gerät einen Knochenmasseverlust von über 3 Prozent im Jahr gemessen hat oder eine Knochenmasse von unter 60 Prozent? Diese Fragen lassen sich nur theoretisch beantworten. Doch hilft diese Theorie nur den Behandlern. Wirklich zufrieden sein kann kein Mensch, solange er nicht so gut wie ausschließen kann, daß er oder sie nie unter dieser Krankheit leiden wird. Und das ist auch Ziel dieses Buches.

Zum Abwenden der Osteoporose braucht der Mensch ein nachvollziehbares Verständnis dessen, was im Verlauf des Knochenmasseverlustes abläuft. Wir hoffen, Ihnen in den vorangegangenen Kapiteln ein solches Verständnis vermittelt zu haben.

Osteoporose-Definitionen

Offizielle Osteoporose-Definition

Wir erinnern noch einmal an die Definition der »Osteoporosis Consensus Development Conference« aus dem Jahre 1993 (s. Kapitel 6). An dieser Definition ist für uns wichtig, daß die Osteoporose als ein Zustand beschrieben wird, bei dem bereits ein Großteil der Knochenbälkchen verloren ist. In dieser Definition ist der Begriff Osteoporose also eine reine Tatsachenfeststellung.

Definitionen auf subjektiver Basis

Gängige medizinische Definitionen, wie die bereits zitierten, versuchen nach vorgefallenen Brüchen von Wirbeln oder anderen Knochen, nach Prozent des Knochenmasseverlustes oder anderen Meßwerten festzulegen, wann man von einer Osteoporose sprechen soll. Im Gegensatz dazu sollen in diesem Buch zwei ganz andere, subjektiv geprägte Definitionen gleichwertig nebeneinanderstehen:

- *Zur Vorbeugung:*
  Ziel einer jeden Bemühung im Sinne dieses Buches ist es, eine Qualitätsverbesserung des Knochens zu erreichen, gleich wieviel Knochenmasse bereits verlorengegangen sein mag.
- *Zur Therapie:*
  Osteoporose ist ein Verlust der Knochenqualität beliebigen Ausmaßes, sobald er die Lebensqualität der Betroffenen einschränkt.

Diese Beschreibungen sind beide sehr persönlich. Denn der Mensch soll sich wohl fühlen, weil es ihm gutgeht, und nicht nur, weil seine Laborwerte in Ordnung sind. Allzu vielen Menschen geht es ohnehin leider umgekehrt: Sie fühlen sich schlecht, obwohl alle ihre Laborwerte in Ordnung sind. Menschen werden als geheilt entlassen und fühlen sich krank. Auf der anderen Seite muß selbst ein massiver Knochenverlust nicht zu Problemen führen, die der Betroffene jemals bemerkt.

Dennoch muß man sich mit dem befassen, was auf dem Weg zu einem geschwächten Knochen geschieht, was den »normalen« Knochenmasseverlust von einem unterscheidet, der die Lebensqualität des einzelnen gefährdet.

Szenario 1: Tatenlos zusehen

Ein möglicher Ablauf wurde im vorigen Kapitel unter *Wann kommt es zum ersten tatsächlichen Strukturverlust* kurz angeführt und soll hier vertieft werden. Voraussetzung dafür ist, wohlgemerkt, daß man schicksalsergeben ist und es darauf ankommen läßt, daß sich ein mangelndes Lebensinteresse auf den Knochen auswirkt.

Die normale, etwa im Alter von 35 einsetzende Minderversorgung der Knochen erhält keinen Gegenimpuls durch Bewegungsreize auf die Osteozyten und andere Knochenzellen. In langsamen Schritten (um die 0,5 Prozent pro Jahr) verliert die Spongiosa an Dichte. Fall für Fall werden entdeckte Schwächen in der Knochenstruktur nicht behoben. Wozu auch?

Diese Vorgänge finden äußerst langsam statt, vielleicht vergleichbar in ihrer Geschwindigkeit mit einem allmählichen Ergrauen der Haare. Einer der eindeutigen Unterschiede ist natürlich, daß man die grauen Haare mit bloßem Auge sehen kann. Außerdem kann man graue Haare färben oder als Attribut der Reife sogar schön oder zumindest akzeptabel finden. Der zweite Unterschied besteht darin, daß man das Ergrauen seiner Haare nicht mit Bewegung aufhalten oder gar umkehren kann.

Zurück zum Geschehen am Knochen: Wenn derartige Knochenumbaustellen zu lange unbeachtet bestehen, wird das dortige Material zum Materiallager abtransportiert. Mit anderen Worten: Mineralien werden aus diesen verwaisten Umbaustellen herausgelöst. Sind sie anderswo nötig, kommen sie dort zum Einsatz, ansonsten werden sie ausgeschieden. Ihre Neuzufuhr wird in dem Maß gebremst, wie sie aufgrund dieser ausgeschalteten Knochenumbaustelle weniger nötig sind.

In der Folge entstehen mehr und mehr dieser aufgelassenen Knochenumbaustellen (A), die einzelnen Löcher in den Knochenbälkchen wachsen zu regelrechten Durchtrennungen (B)

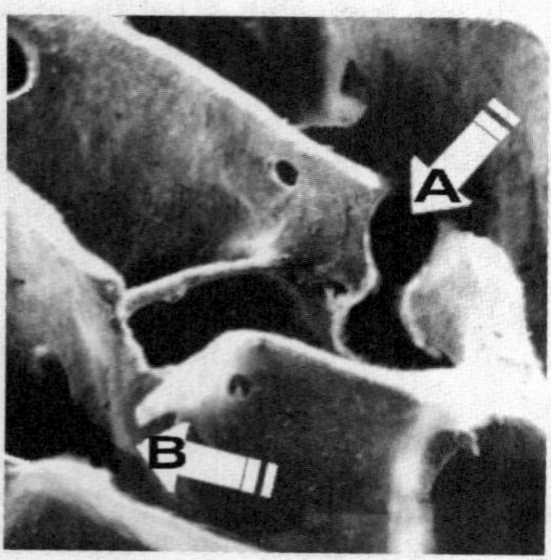

Abb. 9: Durchtrennungen von Knochenbälkchen

an. Aufgrund dieser Durchtrennung kann von einem Ende des Knochenbälkchens zum anderen keine Kraftausübung mehr stattfinden, und das gesamte Knochenbälkchen wird zu einer einzigen verwaisten Knochenumbaustelle.
Nun gilt für das gesamte Knochenbälkchen, was vorher für die einzelne Knochenumbaustelle galt. Also werden die Materialien des gesamten Knochenbälkchens zum Materiallager abtransportiert. Sind sie anderswo nötig, kommen sie dort zum Einsatz, ansonsten werden die Mineralien ausgeschieden und die Eiweiße abgebaut. Für das nicht mehr vorhandene und nicht mehr rekonstruierbare Knochenbälkchen werden natürlich auch keine Aufbaustoffe mehr benötigt und deshalb keine mehr aufgenommen bzw. produziert.

Szenario 2: Allergie

Als zweite Möglichkeit, den Hergang und Verlauf einer Osteoporose darzustellen, bietet sich der Teufelskreis an, der oft im Zusammenhang mit Neurodermitis, Allergien, Heuschnupfen und ähnlichen Krankheitsbildern entsteht. Der Name *Allergie* bedeutet übersetzt »durch das andere verursacht« oder etwas salopper: »Die anderen sind schuld.«
Der Einstieg in diesen Teufelskreis, der hier zur Osteoporose führt, geschieht, sobald längerfristig mit Corticoiden oder anderen Mitteln behandelt wird, um die Reaktion des Immunsystems zu unterdrücken. Damit wird ein wahrer Patient geschaffen, eine traurige Figur, ein Mensch, der sich nicht mehr selber helfen kann und dessen Knochen dann auch so ausdünnen, wie es im folgenden unter *Sonderfall Corticoide* (siehe auch Abb. 11) dargestellt ist.

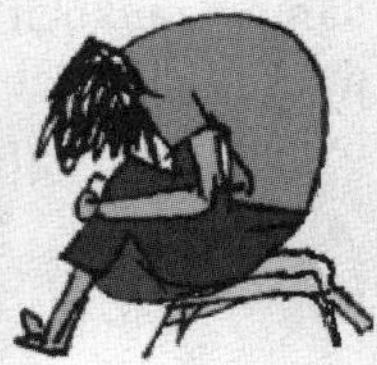

Dazu kommt die wachsende körperliche Trägheit, die sich mit dem immer mehr aufgeschwemmten Körper einstellt. Dieser Mensch wird sich überschwengliche Bewegungen sparen, früher oder später wohl überhaupt alle unnötigen Bewegungen. Sein Bild von sich selbst wird immer mehr von der zunehmenden Anzahl von Beschwerden und Nebenwirkungen geprägt sein. Sein Selbstgefühl wird reduziert auf die Dankbarkeit dafür, daß andere seine Gesundheit unter Kontrolle haben. Eigeninitiative, Entscheidungsfreiheit, Lebensfreude, Bewegungsfreude und besonders *Selbständigkeit* fallen dieser Situation zum Opfer. Und damit entfällt auch der Bedarf für ein stabiles Knochengerüst.
Selten gelingt Menschen der Ausstieg aus einem solchen Teufelskreis.

Typen der Osteoporose

Wie bei einer Reihe anderer Krankheiten unterscheidet man auch bei der Osteoporose zwischen der sogenannten »primären« Erkrankung und der »sekundären«. Primär (lat. *als erste*) bedeutet, daß die Krankheit scheinbar von sich aus und ohne vorangegangene andere Krankheit aufgetreten ist und daß man von seiten der Schulmedizin (die diese Ausdrücke geprägt hat) die Ursachen der Krankheit nicht stichhaltig begründen kann. Bei einer sekundären Krankheit (oder *Folgekrankheit*) dagegen glaubt man, die Ursachenkette zu verstehen.

Osteoporose als Primärerkrankung

Es gibt zwei Typen der »primären« Osteoporose.

Typ I: postmenopausale Osteoporose

Es besteht kein Zweifel daran, daß bei etwa 30 Prozent von Frauen gleichzeitig mit der langsamen Verringerung der Östrogenproduktion durch die Eierstöcke ein Knochenmasseverlust von über 1,5 Prozent *beobachtet wird*. Über die Ursache ist damit zunächst kein Wort gesagt. Auch nach einer Totaloperation (Entfernung von Gebärmutter und Eierstöcken) wird oft ein entsprechender Knochenmasseverlust beobachtet. Außerdem kommt es wenige Monate nach Absetzen einer Östrogentherapie zu einem gesteigerten Knochenmasseverlust. An der Oberfläche scheinen diese Beobachtungen zwingend für Östrogen als ideale Therapie zu sprechen.

Wenn man nur die Zahlen betrachtet, sind von der Typ-I-Osteoporose meist Frauen im Alter zwischen 50 und 75 Jahren betroffen, also Frauen nach den Wechseljahren, aber bei weitem nicht alle, sondern *nur etwa jede dritte Frau*.

Die Fast loser

Mit dem bereits mehrfach erwähnten Begriff des »Fast loser« bezeichnet man diejenigen Frauen, die Knochenmasse schneller als andere verlieren. Ein bestimmtes Maß des Knochenmasseverlustes findet bei Menschen, die keinerlei sinnvollen Sport betreiben, ja bereits nach dem 30.–35. Lebensjahr statt und kann zwischen 0,5 und 1,5 Prozent betragen. Dieser »normale« Abbau der Knochenmasse führt selten zu einer gefährlichen Abnahme der Knochendichte, außer in hohem Alter (siehe Typ II).

Erst den beschleunigten Abbau der Knochenmasse, den etwa 30 Prozent der Frauen nach den Wechseljahren oder nach Entfernung der Eierstöcke erleiden, betrachtet man als Ursache der postmenopausalen Osteoporose. Sie tritt jedoch nicht sofort nach dem Klimakterium auf, sondern erst mit einer

Verspätung von mehreren Monaten bis einigen Jahren. Beim schlimmsten Verlauf kann dabei der Spongiosaverlust im Vergleich zur Corticalis in den Wirbelkörpern bis zu 10 Prozent pro Jahr betragen. Im Gegensatz dazu verliert die Corticalis in solchen Fällen nur 2–3 Prozent pro Jahr. Das sind jedoch Maximalwerte.

Ist der Knochenabbau aufzuhalten?

Ohne sinnvolle Therapie kommt es nun zu einem Teufelskreis. Zunächst wird beim Abbau der Knochenmasse Knochenbaumaterial frei (Calcium, Phosphate, Eiweiße etc.). Je stärker der Knochenmasseverlust, desto höher wird beispielsweise der Calciumspiegel im Blut. Der Körper reagiert darauf ganz richtig, indem er die Maßnahmen zum Steigern des Blutcalciumspiegels bremst: die Produktion von Parathormon und Calcitriol.
Während der darauffolgenden Jahre nimmt der Knochenumbau langsam ab. Schließlich hat der Körper auch immer weniger Knochenmasse zu betreuen. Der Blutcalciumspiegel sinkt damit ab, und das Parathormon steigt langsam wieder an. Parathormon aber steigert unter anderem die »Calciumgewinnung« aus dem Knochen , d. h. den Knochenabbau.

Typ II: senile Osteoporose

Männer und Frauen im höheren Alter (über 70 Jahre) können an einer *senilen Osteoporose* oder Altersosteoporose leiden. Die Geschlechtsverteilung von Frauen zu Männern ist hierbei 2:1, denn ein gewisser Anteil von Frauen bringt in diesen Lebensabschnitt bereits einen fortgeschrittenen Knochenmasseverlust mit und erreicht deshalb die Grenze der Bruchgefahr schneller als der Durchschnittsmann.
Abgesehen von diesem in der Zeit nach den Wechseljahren

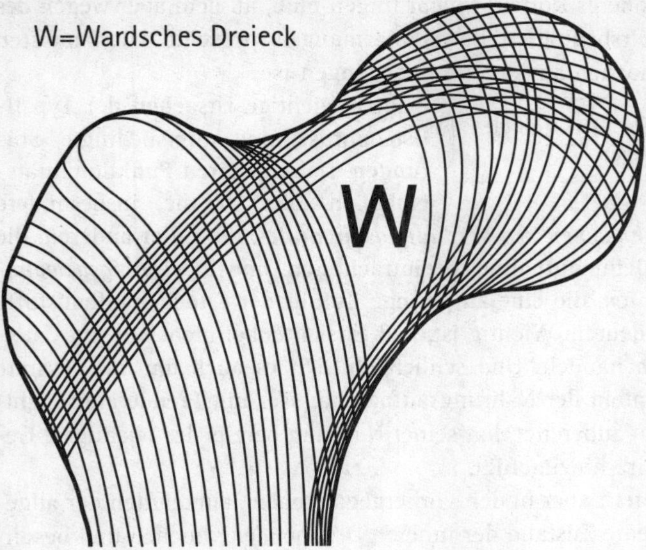

Abb. 10: Gefahrenbereich für Schenkelhalsbrüche

möglichen beschleunigten Verlauf findet die weitere Abnahme der Knochenmasse bei Männern und Frauen in gleichem Maße statt.

Grund für Oberschenkelhalsbrüche

Die Abnahme der Knochenmasse am Oberschenkelhals nimmt folgende Form an und ist innerhalb des sogenannten »Wardschen Dreiecks« (W) am stärksten. Aufgrund dieser Schwäche und der Belastungsmuster, deren Bedeutung wir aus den vorhergehenden Kapiteln bereits kennen, leuchtet es ein, daß der Oberschenkelhals bei der senilen Osteoporose am leichtesten bricht. Schließlich ist es der Ort, der nach wie vor das gleiche und oft sogar ein größeres Körpergewicht tragen muß, an dem aber wegen des altersbedingten Bewegungsmangels prozentual am meisten Knochenmasse verlorengegangen ist.

Weitere altersbedingte Störungen

Andere wichtige Ursachen der Typ-II-Osteoporose sind altersbedingte Störungen. Dazu gehören Funktionalitätseinbußen aller Organe, insbesondere *Schwächen des Verdauungsapparates*, die unter anderem die Calciumaufnahme beeinträchtigen, und *Ernährungsgewohnheiten*, die eine zu geringe Zufuhr der Knochenaufbaustoffe bedeuten. Wichtig ist, daß es sich dabei nicht nur um Calcium handelt. Und schließlich geht es auch um das gesamte Umfeld der Nahrungsaufnahme: Wer mit Freude eine Mahlzeit zubereitet, hat seiner Nahrung bereits das wichtigste Gewürz hinzugefügt.

Sofern aber in den vorhergegangenen Jahrzehnten der allgemeine Zustand der inneren Organe, der Knochen und besonders des Lebensgefühls vernachlässigt wurde, addieren sich diese Schwierigkeiten. Dann kommt es zu einer Beschleunigung des oben beschriebenen Teufelskreises.

Typ III: Osteoporose als Begleiterkrankung

Eine Osteoporose kann auch als Begleiterkrankung bei einer Überfunktion von Nebennierenrinde oder Schilddrüse auftreten. Andere Krankheiten, die zu einer *sekundären Osteoporose* führen können, sind Skorbut, systemische Blutbildungsstörungen, rheumatoide Arthritis, manche Lungenerkrankungen, Diabetes mellitus und chronische Lebererkrankungen. Bei all diesen Erkrankungen gibt es eine nachvollziehbare Erklärung für die verminderte Skelettmasse.

Von einer sekundären Osteoporose spricht man auch bei Aufnahmestörungen im Darm, bei einer Überfunktion der Nebenschilddrüse (Parathormon-Überproduktion), bei einer Unterentwicklung oder Rückentwicklung der Geschlechtsorgane, bei Magersucht, Bettlägrigkeit, Alkoholismus, nach Strahlentherapie oder nach medikamentöser Behandlung, vor allem mit Corticoidpräparaten. Mit diesen Formen der Sekundärosteoporose werden wir uns im nächsten Kapitel, *Risikofaktoren*, befassen. Die sogenannte Corticoidosteoporose ist die wichtigste Form einer solchen sekundären Osteoporose und soll deshalb gesondert beschrieben werden.

Sonderfall Corticoide

Die durch langfristige Corticoidgaben verursachte Osteoporose ist die häufigste Form der sekundären Osteoporose.
Anhand dieser grob vereinfachten Grafik soll deutlich werden, daß zwischen einem »normalen« Knochenmasseverlust

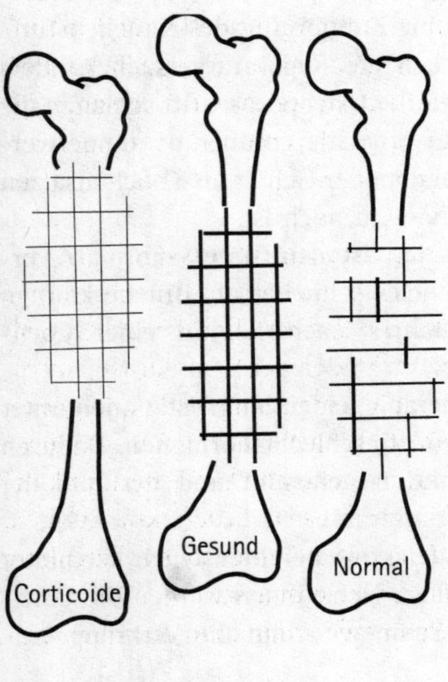

Abb. 11: Unterschiedlicher Verlauf des Knochenmasseverlustes

(beispielsweise postmenopausal) und einem durch Corticoide verursachten ein wichtiger Unterschied besteht. Bei der normalen Osteoporose (rechts) findet die Verringerung der Knochenmasse an unterschiedlichen Stellen mit unterschiedlicher Stärke statt und führt dort, wo sie am stärksten ist, zu den oben genannten Perforationen (Unterbrechungen der Knochenbälkchen). Bei der Corticoidosteoporose (links) ist der Verlust beinahe vollkommen gleichmäßig über alle Bereiche der Spongiosa verteilt. Die Corticalis ist davon weniger betroffen. Als Folge treten hauptsächlich Wirbelkörperbrüche auf, und erst später dann auch Oberschenkelhals- und andere Brüche.

Die Erklärung dafür ist recht einfach und bestätigt wieder die Bedeutung von Bewegung und Belastung als knochenerhaltende Faktoren.

Im Gegensatz zur normalen Osteoporose ist die Corticoidosteoporose vorwiegend eine Entgleisung des Knochenstoffwechsels. Daher sehen auch die Reparaturversuche anders aus als bei anderen Formen der Osteoporose. Oft schlagen die Reparaturansätze fehl oder produzieren überaus minderwertiges Knochenmaterial, bei dem der Gehalt an Knochensalzen im Verhältnis zur Matrix viel zu hoch ist.

Der gestörte Calciumhaushalt ist dem unter »normal« vergleichbar, läuft aber um vieles schneller ab. Brüche können schon innerhalb eines Jahres nach Beginn einer Corticoidtherapie auftreten.

Menschen mit Corticoidtherapie leiden langfristig auch unter verringerter Produktion von Geschlechtshormonen. Dadurch wird die Osteoblastenfunktion gehemmt und der Bau der Knochenmatrix weiter verlangsamt.

Tückisch wird dieser Teufelskreis bei Menschen, die unter rheumatoider Arthritis leiden. Denn ihnen werden die Corticoidpräparate gegen die Schmerzen und die Verkrüppelungen verschrieben. Doch über relativ kurze Zeit wird das Medikament selbst zur Krankheitsursache.

Wenn's zu spät für Vorbeugung ist

Nach herkömmlichen Wissensstand kann sich irgendwann eine derart schlechte Knochendichte entwickeln, daß nur noch Brüche verhindert und Schmerzen lindernd behandelt werden können. In nächster Zukunft dürfte jedoch ein Verfahren marktreif sein, mit dem selbst dünnste »Glasknochen« noch aufgebaut werden können, d. h. dem drohenden Schenkelhalsbruch doch noch vorgebeugt werden kann (siehe auch Kapitel 11, *Bewegung*). Ausnahmen sind selbstverständlich Fälle, in denen die Osteoporose von schweren Stoffwechselkrankheiten verursacht ist.

> *Merksatz:*
> *Zu spät ist es fast niemals.*

Was merkt der Betroffene?

Brüche
Am häufigsten geschehen Brüche im Bereich der mittleren und unteren Wirbelsäule. Dazu sind keine übermäßigen Belastungen nötig.
Bei sehr fortgeschrittener Osteoporose können auch leichte Überbelastungen (Stolpern, holprige Straße beim Autofahren, zu schwere Tasche, ein Rempler im Supermarkt etc.) zu Brüchen führen. In späten Jahren ist davon auch besonders der Oberschenkelhals betroffen, der normalerweise nur unter Einwirkung schwerer mechanischer Kräfte bricht.

Warum die Brüche besonders an den genannten Stellen geschehen, ist aus der Skelettdarstellung in Kapitel 6 ersichtlich, denn genau diese Stellen enthalten blutbildendes Knochenmark und sind entsprechend vom verringerten Blutbildungsbedarf betroffen.

Schmerzen

Viele ältere Menschen – und in zunehmendem Maß auch jüngere – leiden unter Dauerschmerzen, an die sie sich gewöhnt haben. Wenn man aber den Schmerz nicht mehr spürt, hat dieser seine Funktion als Warnung (beispielsweise vor einer angehenden Osteoporose) verloren. Damit sind die Betroffenen sehr gefährdet, weil sie die Signale des Körpers nur noch geschwächt wahrnehmen.

Im Normalfall verursachen die meisten Wirbelkörperbrüche einen plötzlichen, heftigen Schmerz, der gewöhnlich an der Stelle der Fraktur auftritt. Manchmal strahlt er auch in den Bauchraum oder die Körperseite aus. Der Knochenbruch selbst verursacht keinen Dauerschmerz; die dadurch bedingten Muskelverspannungen können aber langanhaltende, quälende Schmerzen bedeuten.

Bei undefinierbaren, chronischen Knochenschmerzen handelt es sich meistens um andere Krankheiten wie beispielsweise eine sogenannte *Osteomalazie* (siehe *Glossar*), einen Tumor oder Metastasen.

... bis hin zum Darmverschluß

In den ersten Tagen nach einem Bruch sind die meisten Bewegungen äußerst schmerzhaft. Man hat geradezu Angst, sich zu bewegen, und neigt deshalb dazu, eine Position einzunehmen, bei der der Schmerz erträglich wird, beispielsweise Seitenlage mit gebeugten Knien. Doch auch der Körper selbst kann in solchen Fällen automatisch eine Schonhaltung einnehmen, indem er z. B. den ganzen Darm stillegt (Darmverschluß!). Aufstehen am Morgen ist oft mit starken Schmerzen verbunden, und die meisten Betroffenen richten sich vom Bett auf, indem sie sich an der Bettkante zur Sitzposition hochstemmen. Bis zu einer Besserung vergehen meist einige Wochen. Obwohl manche Menschen danach kaum mehr Beschwerden haben, entwickelt sich oft ein dumpfer Rückenschmerz, der auf Muskelverspannungen und Nervenwurzelreizungen beruht. Denn sobald sich die Rückenmuskulatur verspannt und sich die Wirbelsäule krümmt, kann sich auch die Bandscheibe verformen und drückt dann auf die Nervenenden an der Wirbelsäule.

Krümmungen

Die meisten Brüche finden an den Wirbelkörpern statt. Jeder Bruch bedeutet, daß die »Höhe« des betreffenden Wirbelkörpers geringer wird. Da dieser Höhenverlust aber ungleichmäßig ist, kommt es zu der Wirbelsäulenkrümmung, die im Volksmund als »Witwenbuckel« bekannt ist (Abb. 12). Gelegentlich entdeckt man solche Brüche nur, wenn ein deutlicher Größenverlust erkennbar wird oder zusätzliche Verkrümmungen auftreten. Verliert die Wirbelsäule langsam, aber sicher an Länge, ändert sich der Winkel der Rippen zur Wirbelsäule bzw. zum Brustbein. Die Verkürzung der unteren Wirbelsäule bewirkt, daß die Bauchmuskulatur an Spannung verliert und der Bauch deshalb nach vorne steht.

Tannenbaumphänomen

Ein anderes sichtbares Merkmal der veränderten Körperstatik und speziell des gesenkten Winkels der Rippen zur Wirbelsäule ist das Tannenbaumphänomen, das sich deutlich von ein paar harmlosen Speckfalten unterscheidet. Deshalb hier auch ein unverkennbares Beispiel dafür (Abb. 13).

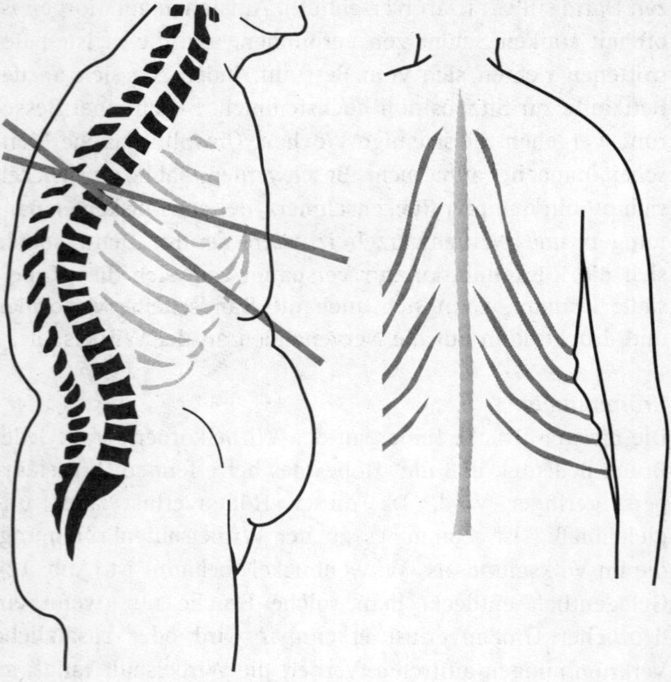

Abb. 12: Osteoporotische Krümmung der Wirbelsäule (links)
Abb. 13: Beispiel des Tannenbaumphänomens (rechts)

Blutwerte
Beim »normalen«, altersbedingten Knochenmasseverlust stößt man selten auf deutliche Laborveränderungen. Besteht jedoch begründeter Verdacht auf einen recht rapiden Knochenmasseverlust, sollte man eine spezielle Knochenstoffwechseluntersuchung machen lassen. Näheres darüber in Kapitel 9.

Hergang der Osteoporose

Bisher betrachtete man den Hergang der Osteoporose als noch nicht geklärt. Doch geht man langsam von dem alten Modell ab, nach dem es eine Schwäche der Osteoblasten war, die zum Knochenmasseverlust führte. Neueren Analysen der mikroskopisch kleinen Veränderungen am Knochen zufolge sind am Knochenmasseverlust viel kompliziertere Vorgänge beteiligt. Außerdem laufen sie viel schneller ab, als es dem alten Modell des Knochenumbaus entsprechen würde. Wenn man daran denkt, wie relativ schnell ein Knochenbruch heilt, dann kann man sich auch vorstellen, daß nicht alle Vorgänge im Knochen einem 3-Jahres-Rhythmus unterliegen können. Außerdem wurden Regenerationsmechanismen wie z. B. die Mikrokallusbildung bisher in ihrer Bedeutung unterschätzt.

Regenerationsmechanismen

Mit zunehmendem Grad der Osteoporose kommt es immer wieder zu plötzlich auftretenden, vollständigen Durchtrennungen der Knochenbälkchen, sogenannten *Perforationen.* Bisher herrschte die Überzeugung, daß diese Perforationen (siehe auch Kapitel 6) einen unwiederbringlichen Verlust bedeuteten, weil man annahm, die Osteoblasten wären nicht zum Anlegen neuer Knochenstrukturen fähig. Tatsächlich sind diese Perforationen auch im Vergleich zu einer Verschmälerung der Knochenbälkchen viel dramatischer, weil sie – ohne Gegenmaßnahme – wirklich den Untergang des betreffenden Knochenbälkchens bedeuten. Doch bis ins hohe Alter heilt ein gewöhnlicher Knochenbruch, zunächst durch sogenannte *Mikrokallusbildung*.

Mikrokallusbildung scheint einerseits Folge kleinster Knochenrisse zu sein; andererseits kann sie auch ohne Bruch in Knochenbereichen extremer Spannung auftreten. Neben der reinen Überbrückung von Bruchstellen kommt es manchmal im Rahmen der Mikrokallusbildung zu einer überschießenden, lokal begrenzten Knochenneubildung, so daß im Laufe der Zeit vollständig neue Knochenbälkchen entstehen können.

Die Qualität dieser Reparatur hängt allerdings in hohem Maß von der »Nachsorge« ab. Diese Nachsorge besteht aus vorrangigem Knochenumbau zum Austausch des minderwertigen Mikrokallus gegen regelrecht gebaute Matrix mit dem richtigen Maß an Einlagerung von Knochensalzen. Wie die Signale zu setzen sind, daß dieser vorrangige Knochenumbau auch stattfindet, ist detailliert in den Kapiteln 11, *Bewegung*, und 12, *Entspannung*, dargestellt.

Folgen der Osteoporose

Meistens wird bei aller Ausführlichkeit der Osteoporose-Betrachtung die Möglichkeit übergangen, daß sich der Knochenmasseverlust auf den Stoffwechsel der beteiligten Hormone auswirken und nicht nur von ihnen verursacht sein kann. Der Knochenmasseverlust ist eine Störung des Knochenstoffwechsels und damit des gesamten Stoffwechsels.
Wird durch einen vermehrten Abbau von Knochenmasse eine Veränderung der hormonellen Steuerung nötig (beispielsweise weil plötzlich zuviel Calcium im Blut ist), reagiert das System meist mit einer erfolgreichen Anpassung. Anpassung ist und bleibt der Trumpf, mit dem der Organismus überlebt. Wann und in welchem Maß diese Anpassung irgendwann versagen kann, ist Gegenstand gegenwärtiger Untersuchungen.
Daneben gibt es eine weitere, medizinwissenschaftlich noch weitgehend ungeklärte Fragestellung zum Hergang der Osteoporose: In welchem Maß sind die betreffenden Vorgänge von den hormonellen Steuerzentralen gesteuert, und inwieweit steuert sie der Körper direkt im Knochen, in der Niere oder in der Leber, um nur einige der Schauplätze zu nennen?

8 Risikofaktoren

Was ist ein Risikofaktor?

Ein Risikofaktor ist ein Umstand, der zu einer Osteoporose beiträgt. Wenn von 200 Raucherinnen 120 eine Osteoporose entwickeln und von 200 Nichtraucherinnen nur 60, dann schließt man daraus, daß Rauchen das Osteoporose-Risiko verdoppelt. Es könnte natürlich auch sein, daß Raucherinnen allgemein mehr unter Streß stehen (siehe Cortisol und Schilddrüse) oder sich schlechter ernähren (siehe Kapitel 10) oder sich weniger Zeit für Gymnastik nehmen (Kapitel 11 und 12) oder allgemein ein geringeres Selbstwertgefühl haben. Daher sollte man im Grunde genommen davon ausgehen, daß die angeführten Risikofaktoren sich in der Regel addieren.
Ähnlich ist auch die Trennung zwischen Risikofaktoren, die zur primären Osteoporose, zur sekundären Osteoporose und zur Altersosteoporose beitragen, nicht immer eindeutig und klar, selbst wenn diesen auch jeweils besondere Risikofaktoren zuzuordnen sind. Bei manchen der offiziell anerkannten Risikofaktoren muß man außerdem nach tieferliegenden Ursachen und Zusammenhängen fragen. Und letztlich ist auch noch zu bedenken, daß man schwer trennen kann, welcher Risikofaktor den Calciumhaushalt beeinträchtigt, welcher die Matrixbildung und welcher den Abbau von Knochenmasse anregt.
In vielen Fällen folgt die eine Auswirkung der anderen, wie es bei der *Überfunktion der Nebenschilddrüse* (Parathormon) beschrieben ist.

Bekomme ich jetzt Osteoporose?

Obwohl manche der hier genannten Risikofaktoren aufgrund einer nachvollziehbaren Ursachenkette ohne Zweifel schädlich für den Knochen sind, kann selbst ein Mensch mit gehäuften Risikofaktoren ein Leben ohne jedes Auftreten einer Osteoporose leben. Damit soll keineswegs zur »Aber-ich-doch-nicht«-Einstellung der Kettenraucher ermutigt werden. Rauchen schädigt und beeinträchtigt die Lebensqualität gravierend, selbst wenn man keinen Lungen- oder Kehlkopfkrebs entwickelt.

Also fragen wir bei der Suche nach Risikofaktoren danach, welche Gründe dazu führen, daß manche Frauen einen harmlosen Normalverlauf des Knochenmasseverlustes erleben und andere zu den »schnellen Verlierern« werden. Viele der bisher bekannten Antworten wurden letztlich mit einem »das ist eben so« begründet und so gelehrt, wobei das Wort *primär* eine Umschreibung dafür ist, daß man die Ursachen nicht kennt.

Risikofaktoren verstehen – nicht davor zittern

Wir wollen es riskieren, diese offenen Fragen zu beantworten, denn *zwischen* den Zeilen der medizinwissenschaftlichen Literatur sind die Antworten oft schon erkennbar.

Risikofaktoren für eine primäre Osteoporose

Weibliches Geschlecht

Die Gründe dafür, daß Frauen ein erhöhtes Osteoporose-Risiko haben, sind ausführlich in den Kapiteln 3 und 6 erläutert. Im Großteil der Osteoporose-Literatur wurde der Risikofaktor des weiblichen Geschlechts bisher immer nur als statistische Tatsache festgehalten. Er trifft jedoch nur für die Osteoporose nach der Menopause und ähnliche Situationen wie beispielsweise Totaloperationen zu. Bei der sekundären Osteoporose und der Altersosteoporose besteht im Frausein kein zusätzliches Risiko.

Helle Haut – helle Augen

Auch die Risikofaktoren helle Haut und helle Augen wurden über mehrere Jahrzehnte nur als statistische Tatsache angeführt. Mittlerweile versucht man Ursachen zu erforschen, ob etwa die unterschiedliche Sonneneinstrahlung oder andere geographische Faktoren eine Rolle spielen könnten. Tatsächlich ist der maßgebliche Faktor aber die Bewegung (s. Kapitel 11). Im Vergleich zu gleichaltrigen weißen oder asiatischen Frauen traten bei schwarzen Frauen osteoporotische Beschwerden und Brüche fast nie auf. Eine mögliche Erklärung besteht darin, daß Afrikanerinnen bis zum Alter von etwa 35 Jahren eine größere Knochenmasse entwickelt haben als Weiße.

Streß

Dies bezieht sich vorwiegend auf Dauerbelastungen, die zunächst in eine Cortisolüberproduktion münden und letztlich eine Erschöpfung der Nebennierenrinde verursachen.

Medikamente und Genußgifte

Der Körper ist eine Funktionseinheit. Das bedeutet, daß im Grunde nichts, was an einer Stelle ansetzt, nicht auch anderswo seine Wirkung hat. Schließlich gilt nach wie vor: »Nichts im Körper ist dem Rest des Körpers gleichgültig.«
Manche Medikamente und Genußgifte wirken auf zwei unterschiedlichen Ebenen schädlich. Zum einen sind es langfristig schädliche chemische Reaktionen der betreffenden Stoffe. Zum anderen ist es die Persönlichkeit der Anwender. Diese Menschen neigen oft zur Tyrannei gegen sich selbst, sie leben nach dem Motto »Vertrauen ist gut, Kontrolle ist besser«. Der Vernunft des eigenen Körpers zu vertrauen kommt da überhaupt nicht in Frage. Denn sonst müßte man sein Verhalten ändern.

Thyroxingaben zwischen 45 und 55

Wenn Frauen im Alter zwischen 45 und 55 zur Rückbildung eines Kropfes oder zur Verhinderung eines abnormalen Schilddrüsengewebes Thyroxin verschrieben wird, kann dadurch ein schwerwiegender Knochenverlust entstehen. Bei anderen Altersgruppen mag es sich ähnlich verhalten, doch sind diese weniger ausführlich untersucht.

Alkohol
Abgesehen von der bereits genannten Problematik bei Genußgiften und Sucht sind beim Alkohol noch zwei weitere

Faktoren zu bedenken: Alkoholmißbrauch schädigt die Leber und beeinträchtigt alle Vorgänge, die von der Leber abhängen. Näheres darüber im folgenden unter *Lebererkrankungen.* Dazu stellen sich bei langfristigem Alkoholmißbrauch früher oder später allgemein schlechte Lebensumstände ein, einschließlich Bewegungsmangel und schlechter Ernährung.

Nikotin

Starkes Rauchen (10 bis 20 Zigaretten pro Tag) führt zu Mangel an Vitamin D; die Folge ist eine schlechtere Aufnahme des Calciums aus dem Darm und schlechtere Einlagerung der Mineralsalze in den Knochen. Dazu binden einige Stoffe aus dem Zigarettenrauch, die über die Lunge aufgenommen werden, Calcium, d.h. Calcium steht nicht mehr zur Verfügung.

Zucker

Neben den vielen Schäden, wie Karies etc., mit denen uns, meist mit erhobenem Zeigefinger, in unserer Kindheit und Jugend gedroht wurde, trägt ein Übermaß an Zucker eine Reihe weiterer Gefahren in sich. Unter *Ernährung und Nahrungsergänzung* (Kapitel 10) wird der Vorgang etwas genauer erläutert, hier beschränken wir uns darauf festzustellen, daß zuviel Zucker eine Übersäuerung *(Azidose)* des Körpers bewirkt. Ein sogenanntes saures *Milieu* ist es aber, was die Osteoklasten herstellen, um die Auflösung der Knochenmasse zu unterstützen. Also ist es leicht vorstellbar, wie man auf diese Weise den Osteoklasten unfreiwillige Hilfestellung leistet.

Phosphate

Übermäßige Phosphataufnahme ist bereits mehrmals zur Sprache gekommen, beispielsweise beim Calciumhaushalt, und es wird in Kapitel 10 nochmals behandelt werden. Gerade weil Phosphate unverzichtbarer Bestandteil des Knochens sind, sind sie oft unerwünscht, und zwar aus folgendem Grund: Phosphate gehen mit Calcium im Knochen eine sehr starke Verbindung ein. Solange Calcium aber noch im Verdauungstrakt ist, sind solche Verbindungen äußerst unerwünscht. Diese Verbindungen können nicht mehr durch die Darmwand passieren, sondern werden mit dem Stuhl ausgeschieden. Solange das Verhältnis zwischen Calcium und Phosphaten bei etwa 2:1 liegt, droht keine Gefahr. Da aber das Phosphatangebot in unserer überzivilisierten Nahrung das Calciumangebot weit übertrifft, wird dieses Verhältnis leicht gestört.

Fluoride

Als Medikament werden Fluoride eigentlich gegen Osteoporose eingesetzt. Dabei muß aber nicht nur die Fluoriddosis selbst, sondern auch gleichzeitig die Zufuhr anderer Mineralstoffe genau überwacht werden. Sonst bewirken Fluoride eine erhöhte Knochenbrüchigkeit, also das Gegenteil der erwünschten Knochenstärkung. Außerdem kann eine übertriebene Knochenbildung rotes Knochenmark verdrängen und auf diese Weise zu einer Anämie führen.
Näheres über Fluoride wird im nachfolgenden Kapitel besprochen.

Bewegungs- und Belastungsmangel

Diejenigen Mechanismen des Knochenumbaus, die einen Mangel an Belastung so fatal für die Stabilität des Knochens machen, sind genauer in den Kapiteln 5, 6 und 11 beschrieben. In wenigen Worten kann man die Zusammenhänge ähnlich zusammenfassen wie »Wer rastet, der rostet«, nämlich folgendermaßen: Was nicht belastet wird, ist offensichtlich nicht nötig und kann getrost recycelt werden. Eiweiße kann man immer irgendwo gebrauchen, das gleiche gilt für Calcium und Phosphate, und nötigenfalls kann man die Stoffe auch über Niere und Darm ausscheiden oder die Zufuhr verringern. Berühmtes Beispiel eines solchen Knochenmasseabbaus aufgrund mangelnder Belastung sind die Astronauten, die längere Zeit auf Raumstationen in Schwerelosigkeit verbracht haben. Sie müssen tatsächlich einige Wochen Krafttraining absolvieren, bevor ihre Knochen wieder belastbar sind.

Bettlägrigkeit

Durch Bettlägrigkeit droht, allerdings mehr in späteren Jahren, eine der größten Gefahren endgültiger Invalidität. Denn ähnlich schnell wie Raumfahrer an Knochenmasse verlieren, erleiden auch bettlägrige Patienten einen massiven Knochenmasseverlust.

Dies ist bestimmt auch einer der Gründe dafür, daß man heute selbst nach Hüftgelenksoperationen die Patienten möglichst bald wieder auf die Beine stellt. Ist dies nicht möglich, müssen Krankengymnast(inn)en mit den Patienten Tret- und Belastungsübungen machen.

Alter

Der Risikofaktor Alter ist eine rein rechnerische Größe. Ihre Bedeutung liegt vor allem darin, daß sich alle anderen Risikofaktoren mit der Anzahl der Jahre vervielfachen. Weiter unten sind die Gesichtspunkte der Altersgebrechlichkeit unter dem Thema *Verringerte geistige und körperliche Kompetenz* behandelt.

Östrogenmangel

Die Tatsache, daß Östrogenmangel hier angeführt ist, bedeutet keine Zustimmung zur Östrogenersatztherapie. Die wirklichen Zusammenhänge zwischen Östrogen und Knochenstoffwechsel wurden bereits ausführlich beschrieben. Zu einem Östrogenmangel kommt es, grob unterteilt, auf dreierlei Wegen:

- Er stellt sich allmählich ein, wie im Klimakterium.
- Er wird durch eine Totaloperation von heute auf morgen herbeigeführt.
- Er entwickelt sich durch eine lange anhaltende Stoffwechselverarmung.

Leistungssport

Ein Mensch, der viel trainiert und dabei gertenschlank ist, läuft noch nicht unbedingt Gefahr, eine Osteoporose zu entwickeln. Das Risiko liegt hier, wie sie oft, erst im Extrem. Wenn ein Sportler »kein Gramm Speck am Körper« hat, bringt er seinen Körper beim Training wiederholt in die Situation, in der er alle Reserven mobilisieren muß. Diese aber holt er sich, wie unter *Cortisolüberschuß* zu lesen ist, von überall.

Kinderlosigkeit

Im Laufe einer Schwangerschaft und der Stillzeit wird eine größere Menge Calcium benötigt und z. T. auch aus dem Knochen geholt. Für die Milchbildung allein braucht eine

stillende Frau täglich 160 bis 300 mg Calciumionen. Zunächst setzt bei gesunden Frauen während der Stillzeit sogar ein akut verstärkter Knochenabbau ein, der sich jedoch nach dem Abstillen schnell und vollständig auf das Normalmaß einpendelt.
Eine Schwangerschaft verstärkt diese Regenerationsfähigkeit und ist ein großer Sicherheitsfaktor für die Qualität der Knochen, aber nur dann, wenn die betreffende Frau einen guten Allgemein- und Ernährungszustand hat. Ohne Schwangerschaft wird die verstärkte Regenerationsfähigkeit nicht entwickelt, weshalb Kinderlosigkeit als regelrechter Risikofaktor betrachtet wird.

Risikofaktoren für eine sekundäre Osteoporose

Die meisten der Ursachen, die hier genannt werden, zählen zu den Ursachen einer sogenannten *Sekundär*-Osteoporose, das heißt, die Osteoporose kommt als *zweite* Erkrankung nach einer anderen Krankheit. In diesen Fällen glaubt man, Ursache und Wirkung zu kennen und verstanden zu haben.

Krankheiten

Krankheiten als Ursache einer Osteoporose zu erkennen ist immer eine Art Detektivarbeit. In vielen Fällen muß man den Ursachenketten erst um einige Ecken herum folgen, bevor man auf die Zusammenhänge stößt. Dann sind sie aber manchmal recht simpel und einleuchtend. Schwieriger, wenigstens für den Nichtchemiker, sind einige der in vielen Schritten ablaufenden chemischen Vorgänge zu verstehen. Und schließlich sind bei Krankheiten oft mehrere Faktoren gleichzeitig im Spiel, wobei sich psychische und körperliche Schwächen nie säuberlich trennen lassen. Für den einzelnen aber gilt nach wie vor, daß der Körper in vielem die eigene Einstellung widerspiegelt. Warum soll einem ein Körper dienen, den man selbst nur mit Gleichgültigkeit behandelt? Immer begegnen wir also den Stichworten: Körperfeindlichkeit und Körperverachtung.

Lebererkrankungen

Ein Teil der Auswirkungen von Lebererkrankungen wurde bereits in Kapitel 4, *Der Calciumhaushalt*, beschrieben (z. B. Vitamin-D-Synthese). Darüber hinaus ist die Herstellung von Eiweißen gestört, die der Körper für die Knochenmatrix braucht. Außerdem leidet der Fettstoffwechsel, und damit fehlen vielen der für den Knochenstoffwechsel nötigen Hormone die Grundbausteine. Und letztlich gehört zur Aufrechterhaltung des Hormonspiegels in vielen Fällen ein Abbau der betreffenden Hormone in der Leber. Fällt dieser Abbau aus, fehlt eine Seite der Hormonregulation.

Chronische Nierenkrankheiten

Eine geschädigte Niere hat zweierlei Auswirkungen auf den Knochenstoffwechsel: Zum einen ist die Herstellung der letzten und aktiven Stufe des Vitamin-D-Hormons gestört. Darüber hinaus kann eine geschädigte Niere die im Primärharn gelösten Minerale nicht mehr zurückholen (s. auch unter *Niere* in Kapitel 4). Dies bedeutet auch eine überhöhte Ausscheidung von Calcium.

Zunächst versucht der Körper, den dadurch entstandenen Mineralmangel mit dem Parathormon der Nebenschilddrüse auszugleichen. Wenn der Mangel jedoch nicht über verstärkte Aufnahme (Darm) und gedrosselte Ausscheidung (Niere) ausgeglichen werden kann, holt der Körper sich die fehlen-

den Mineralien auch wieder aus dem Knochen. Und wenn dabei ein überhöhter Calcium- oder Phosphatspiegel auftritt, steigt auch noch die Gefahr von Nierensteinen.
Kommt es bei Nierenkrankheiten zum totalen Ausfall der Nierenfunktion, wird eine regelmäßige Dialyse (Blutwäsche) nötig, langfristig mit der Gefahr der sogenannten *Dialyse-Osteopathie.* Außerdem verbinden sich die dabei verwendeten Aluminiumverbindungen mit Calcium und Phosphat.
Die Niere bildet außerdem das Hormon *Erythropoetin* (siehe Kapitel 3). Die beeinträchtigte Nierenfunktion führt direkt zu einer gestörten Bildung von Erythropoetin. Dadurch leidet die Versorgung des Knochenmarks (Ort der Blutbildung) und auch der Spongiosa, in die das Knochenmark eingelagert ist.

Diabetes

Die Zuckerkrankheit hat unterschiedliche Auswirkungen, je nachdem, ob es ein jugendlicher Insulinmangel ist (*juveniler Diabetes,* Typ I) oder eine altersbedingte Reaktionsschwäche des Körpers gegenüber Insulin (Typ II). Da zur Herstellung des D-Hormons in der Niere Insulin vorhanden sein muß, ist bei schwerwiegendem Insulinmangel die Calciumaufnahme im Darm empfindlich beeinträchtigt. Bekanntlich entwickeln sich im Laufe der Zeit bei Diabetes auch Nierenschäden (siehe oben). Wenn der Diabeteskranke nicht »richtig eingestellt« ist, führt das zu einer sogenannten *Azidose*, einer Übersäuerung des Körpers, deren Auswirkungen bereits weiter oben unter *Zucker* erläutert wurden.

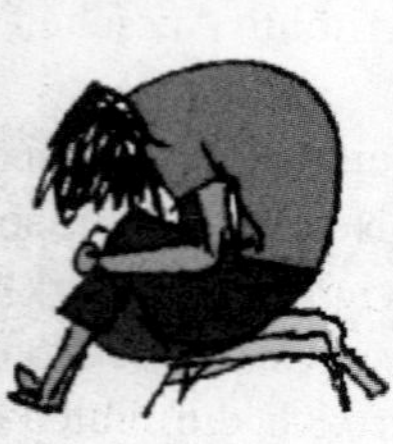

Wer sich kontinuierlich zuviel und falsch ernährt, handelt seinem Körper gegenüber fahrlässig. Diese Fahrlässigkeit wird sich letztendlich in einem Diabetes Typ II auswirken. Die Folgen dieser Körpermißachtung können den Knochenstoffwechsel ebenso schwerwiegend beeinträchtigen wie ein juveniler Diabetes.

Magersucht

Magersucht bedeutet eine allgemein gestörte Nahrungsaufnahme. Besonders beeinträchtigt sind dabei Eiweiße und Fette, die als Bausteine zur Herstellung von Vitamin D und Östrogenen nötig sind.

Daneben läßt sich Magersucht bei aller Zurückhaltung als einer der ausgeprägtesten Fälle von Körperfeindlichkeit bezeichnen. Wer das Glück hat, diese Krankheit zu überleben, ist als sehr osteoporosegefährdet zu betrachten.

Schilddrüsenüberfunktion

Zu Recht ist in der medizinischen Literatur darauf hingewiesen worden, daß bei künstlich zugeführten Schilddrüsenhormonen (wie beispielsweise zur Therapie einer Schilddrüsenunterfunktion) ein massiver Knochenmasseverlust eintritt, auch wenn die Mengen des Schilddrüsenhormons genau dem sonst »richtigen« Maß entsprechen.

> **Körpereigen im Gegensatz zu künstlich zugeführt**

Die Schilddrüsenhormone bestimmen mit den *Grundumsatz* (Energieumsatz, d. h. Wärmeproduktion und Sauerstoffbedarf). Bei einer Überfunktion der Schilddrüse sind *Atemrhythmus* und *Puls* ohne einen für die Betroffenen nachvollziehbaren Grund erhöht. Das dadurch verursachte Herzklopfen, eine manchmal beinahe fieberhafte Unruhe und ein vages Würgegefühl (Lage der Schilddrüse) führen zu Befangenheit und einem starken allgemeinen Angstgefühl. Daher kommt auch der Grundsatz:

> **Auswirkungen auf den Knochenstoffwechsel**

Jeder Schilddrüsenpatient ist ein Angstpatient. Leider sind Schilddrüsenpatienten damit auch besonders anfällig für therapeutische Einschüchterungen, neigen zu Selbstbeschuldigungen und allgemein mangelndem Selbstwertgefühl. Ohne Selbstwertgefühl fehlt auch die Motivation, etwas für die Gesundheit der Knochen zu tun.
Im Normalfall trägt die Schilddrüse zu einem ausgeglichenen Eiweißstoffwechsel bei. Ähnlich wie beim Cortisol versucht der Körper aber auch bei einem Thyroxinüberschuß mehr an Kräften und Energie bereitzustellen. Dafür verstärkt er den Abbau von Eiweiß, einschließlich des Kollagens der Knochenmatrix. Beim Abbau von Knochen wird natürlich auch Calcium frei, und dieser Überschuß wird zunächst durch einen erniedrigten Parathormonspiegel ausgeglichen. Schließlich aber wird auch noch die Bildung von Calcitriol gebremst, und das Ergebnis ist eine negative Calciumbilanz. Neben dem Knochenstoffwechsel wirkt sich diese besonders auch auf das Nervensystem aus und drückt damit wiederum das gesamte Lebensgefühl des Menschen.
Für den erhöhten Grundumsatz muß natürlich auch der *Zuckerstoffwechsel* verstärkt werden. Dafür wird die Kohlehydrataufnahme im Darm angeregt und die Zuckergewinnung in Leber und Muskulatur angekurbelt. Langfristig ergibt das den Gewichtsverlust, den man vom hageren Typ des Menschen mit Schilddrüsenüberfunktion kennt. Parallel dazu steigert das Schilddrüsenhormon die Energiegewinnung aus Fettgewebe. Dabei wird, sofern das im Übermaß geschieht, der Cholesterinspiegel so weit gesenkt, daß es zu einem Mangel an Östrogen und Vitamin D kommt, denn diese sind (wie eine Reihe anderer Hormone auch) auf der Basis von Cholesterinen aufgebaut.
Im *Wasser- und Mineralstoffwechsel* erhöht das Schilddrüsenhormon die Flüssigkeitsausscheidung und verhindert da-

durch Wasseransammlungen. Auch diese Funktion ist für die Leistungsfähigkeit segensreich, im Übermaß aber hat sie einen zu hohen Verlust von Natrium und Kalium zur Folge und, wohl am wichtigsten für den Knochenstoffwechsel, von *Calcium.*

Und schließlich entgleist bei erhöhtem Schilddrüsenhormon das Gleichgewicht zwischen Erregungs- und Entspannungsfähigkeit des *zentralen* (unwillkürlichen) *Nervensystems*, und es kommt zu Konzentrationsschwäche, Übererregbarkeit ohne nachvollziehbaren Grund und damit verbunden wieder zu Angst (wie bei allem Unbekannten).

Ursachen der Schilddrüsenüberfunktion

Die wichtigsten Ursachen einer Schilddrüsenüberfunktion liegen in fünf möglichen Bereichen.

Da die Schilddrüse unter anderem der Steuerung durch die *Hypophyse* unterliegt (siehe Schema des Hormonsystems in Kapitel 3), können Störungen in der Hypophyse wie beispielsweise Adenome (gutartige, aber raumfordernde Geschwülste) zu einer erhöhten Ausschüttung des schilddrüsenanregenden Hormons TSH führen. Einen starken Einfluß auf die Hypophyse besitzen aber auch psychische und andere Belastungen bzw. größere Umstellungen.

Ein solche Umstellung findet in den Jahren der *Menopause* statt. Ähnlich wie die Pubertät verlangt die schwankende Produktion unterschiedlicher Hormone – Östradiol ist dabei nur eines unter mehreren – einen Ausgleich durch die Schilddrüse. Diese Aufgabe ist in vielen Fällen eine starke Belastung, aber sie ist vorübergehend und sollte in den meisten Fällen nicht therapiert werden (siehe auch Kapitel 3).

Schon zu Beginn dieses Abschnitts wurde künstlich zugeführtes Schilddrüsenhormon als Ursache eines erhöhten Osteoporose-Risikos genannt. Der Grund ist darin zu suchen, daß der Blutspiegel des aktivsten der beiden Schilddrüsen-

hormone nicht nur zentral von oben nach unten kontrolliert wird, sondern unabhängig im ganzen Körper je nach Bedarf geregelt wird.
Dazu kommt die Tatsache, daß der größte Anteil des Schilddrüsenhormons nicht aktiv ist; statt dessen ist dieser Anteil im Blut an ein Eiweiß gebunden. Dieses Eiweiß nennt man *TBG* (thyroxinbindendes Globulin). Die Produktion dieses Eiweißes ist unter anderem besonders vom Östrogenspiegel abhängig. Bei sinkendem Östrogenspiegel wird weniger TBG hergestellt. Als Folge wird weniger Schilddrüsenhormon an Eiweiß gebunden, und deshalb ist mehr davon aktiv verfügbar. Solange die Schwankung von TBG nicht künstlich unterbunden wird, pendelt sie sich in den meisten Fällen wieder ein.
Die obengenannten Schilddrüsen-Adenome verschwinden nicht unbedingt von selbst. Oft ist es allerdings erst die fahrlässige Schilddrüsentherapie, die diese »schlafenden Hunde« weckt. Die meisten Adenome vergrößern sich aber auch nicht und laufen nicht Gefahr, bösartig zu werden, außer man therapiert und untersucht daran herum. Gute Internisten sind sehr zurückhaltend, wenn es um die Schilddrüse geht. Wenn man als Patient den geringsten Zweifel hat, sollte man nicht zögern, eine zweite und dritte Meinung einzuholen.

Überfunktion der Nebenschilddrüse

Die Nebenschilddrüse entgleist erst dann in eine Überfunktion, wenn ein niedriger Blutcalciumspiegel vorausgeht und eine einfache Reaktion des Parathormons keine ausreichende Korrektur der Situation bewirkt hat. Also muß man die Ursachen für eine hartnäckige Unterversorgung mit Calcium oder Phosphat suchen. Darüber geben die Details in den Kapiteln 3 und 4 Aufschluß.

Cortisolüberschuß

Cortisol, so nennt man das körpereigene »Original«, ist eines von mehreren Hormonen der Nebennierenrinde, kleiner »Kappen«, die auf den oberen Polen der beiden Nieren sitzen. Im Gegensatz dazu nennt man die Medikamente *Corticoide.* Unter den anderen Hormonen der Nebennierenrinde sind *Aldosteron* und die Geschlechtshormone von Bedeutung. Cortisol ist ein Lebensretter bei Streß, bei Blutverlust, bei allgemeinem Flüssigkeitsverlust und bei allen Situationen, in denen unter *Mobilisierung aller Reserven* eine akute Gefahr abzuwehren ist.

Funktionen von Cortisol

- Zur Energiebereitstellung formt es Fette und Eiweiße (wie auch Knochenmatrix und Muskeln) zu Zucker um.
- Gegen Blutverlust konzentriert es die Blutbildung auf rote Blutkörperchen und reduziert dafür die weißen Blutzellen der Abwehr.
- Gegen allgemeinen Volumenverlust dichtet es die Zellmembranen (z. B. Gefäße) ab und verringert die Flüssigkeitsausscheidung in der Niere.

Im Akutfall und für kurze Zeit sind diese Fähigkeiten ein Segen. Im Überschuß und auf Dauer sind sie schädlich.

Ursachen von Cortisolüberschuß

Cortisolüberschuß entsteht auf zweierlei Art: durch körpereigene Fehlfunktionen oder durch Einwirkungen von außen, wie beispielsweise Medikamente oder Dauerstreß.

Die körpereigene Fehlfunktion der Nebennierenrinde, genannt Cushing-Syndrom, kann durch eine Überproduktion des Hormons verursacht sein, das die nebennierenrindenanregenden Hormone steigert, durch eine Überproduktion dieses nebennierenrindenanregenden Hormons selbst (meist Hypophysentumoren oder -adenome), durch Tumoren oder Adenome der Nebenniere oder durch andere Tumoren und schließlich durch Alkohol.

Auswirkungen des Cortisolüberschusses auf den Knochenstoffwechsel

Eine länger dauernde Corticoidtherapie ist die wichtigste Ursache der sekundären Osteoporose.

Etwa 70 Prozent der Menschen mit einem Cortisolüberschuß entwickeln früher oder später auch eine Osteoporose. Diese Form der Osteoporose ist besonders gefährlich, weil sie recht früh zu Brüchen von Wirbelkörpern und Rippen führt. Diese Tendenz rührt daher, daß sich der Knochenmasseabbau noch mehr in der Spongiosa konzentriert (siehe Abbildung 11 unter *Sonderfall Corticoide* in Kapitel 7). Grund dafür ist die Wirkung der Corticoide auf den Knochenstoffwechsel. Zum einen hemmen sie die Aufnahme von Calcium im Darm und verstärken gleichzeitig die Ausscheidung über die Niere. Den dadurch entstandenen Mangel versucht der Körper durch eine vermehrte Ausschüttung des Parathormons auszugleichen.

Das Parathormon aber füllt die Lücke im Blutcalciumspiegel durch verstärkte Anregung der Osteoklasten. Außerdem, nimmt man an, hemmen Corticoide auch die Teilung der Osteoblastenvorstufen und verlangsamen auf diese Weise den Wiederaufbau der Knochenmasse.

Schließlich ist aber immer zu bedenken, daß viele der Erkrankungen, die mit Corticoiden behandelt werden, von sich aus bereits Osteoporose verursachen können und daß Langzeitgaben von Corticoiden das Funktionsgewebe mancher Organe wie beispielsweise der Niere schädigen können und auf diese Weise einen überhöhten Calciumverlust verschulden.

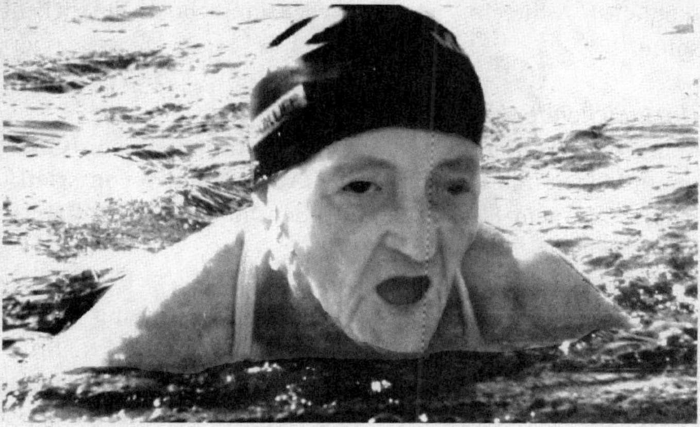

Abb. 14: Margarete Gottschalk, 86, vierfache Europameisterin der Senioren, 1995 in Riccione (Italien) bei ihrem Europarekord über 100 m Brustschwimmen.

Verringerte geistige und körperliche Kompetenz, verminderte Reaktion bei Sturz

Diese sind eigentlich keine Risikofaktoren für Osteoporose, sondern für Knochenbrüche. Nachlassende geistige und körperliche Kompetenz führt zwar oft zu Mangelernährung; diese aber ist meist nur einer von mehreren Faktoren, die sich oft in sehr fortgeschrittenem Alter oder bei rapide verschlechtertem Allgemeinzustand einstellen.
Ansonsten ist neben Krankheiten, die einen Kräfteverfall (besonders der geistigen Kräfte) verursachen, beispielsweise *Morbus Alzheimer* oder irreparable Schlaganfallschäden, die Interesselosigkeit am eigenen Leben mit all ihren Folgen von herausragender Bedeutung. Lebensinhalte und echte Ziele (keine Beschäftigungstherapie!) sind die wahren Heilmittel. Sie verlangen wenig, außer daß man/frau sie

möglichst rechtzeitig vor dem Pensionsschock entwickeln sollte.

Unzureichende Versorgung mit Calcium

Mangelhafte Ernährung, mangelhafte Aufnahme von Calcium in Magen und Darm sowie die Auswirkungen von Krankheiten und dem Faktor Alter werden ausführlich in Kapitel 10 besprochen.

9 Schulmedizinische Diagnosemöglichkeiten und Therapieansätze

»Die Wirtschaft hat vollkommene Kontrolle über die Wissenschaft, und Milliarden werden in Forschung investiert, die keine wirkliche Forschung ist.«

James Mirrlees
Nobelpreisträger für Wirtschaft, 1996

»Daher sind die (meisten) Wissenschaften gefangen innerhalb der Grenzen des Anwendbaren, und nur wenige (beispielsweise Astrophysik) erlauben es sich, in die Weite des Vorstellbaren vorzudringen.

Die Autoren

Einleitende Überlegungen

Die Beschreibung der nachfolgenden Sachverhalte soll in Grundzügen das Wissen vermitteln, das Macht bedeutet, die Macht, informiert über sich selbst zu entscheiden. Daneben wollen wir aber auch die einschränkenden Umstände skizzieren, unter denen Medizinwissenschaften und praktizierende Mediziner zu arbeiten gezwungen sind. Was not tut, ist nicht nur Vermenschlichung des Patienten, sondern auch des Arztes. Es mag in diesem Medizingeschäft zwar Einzelpersonen geben, deren Handeln von Geld- und Geltungssucht bestimmt ist, deshalb aber die gesamte Zunft zu verteufeln wäre weit verfehlt.

Eines der größten Hindernisse gegen eine wirksame Diagnose

und Therapie der Osteoporose ist vielmehr die Tatsache, daß es vorwiegend Gynäkologen und Radiologen sind, die zu »Päpsten« der Osteoporose gekürt wurden. Osteoporose ist aber in Wirklichkeit eine Stoffwechselkrankheit und gehört deshalb in die Ressorts der Internisten und Endokrinologen.

Widersprüchliche Osteoporose-Definitionen

Diese Situation beleuchtet auch das Hauptproblem der gängigen Osteoporose-Definitionen. Sie sind oft vollkommen widersprüchlich. Die von vielen Autoren errechneten Grenzwerte für ein akutes Bruchrisiko überschneiden sich mit Werten, die erwiesenermaßen für gesunde Menschen gelten. So müßten nach den Ergebnissen einer dualen Photonenabsorptiometrie (DPA) bereits gesunde Frauen im Alter von rund 60 Jahren mit Wirbelkörpereinbrüchen rechnen. Knochendichte und Brüche sind keine tauglichen Grenzwerte für die Definition der Osteoporose. Trotz aller Studien und deren breiter Darstellung in den Massenmedien, ist die primäre Osteoporose weit davon entfernt, geklärt zu sein.

Zweierlei Maß

Bereits die Grundlagen der Definitionen sind widersprüchlich. Denn bei allen Studien werden normalerweise bestimmte Grenzwerte anerkannt. Angenommen, ein zur Erprobung freigegebenes Medikament wirkt in 60 Prozent der Fälle, dann hält man es üblicherweise für wirksam. Sprechen dagegen nur 30 Prozent der Patienten positiv auf das Medikament an, dann bestehen erhebliche Zweifel an der Wirksamkeit der Substanz.

Nun aber angenommen, der Verlust der Substanz *A* verursacht in 60 Prozent der Fälle keinen Schaden *B*, sondern nur bei 30 Prozent der Patienten, dann müssen auch erhebliche Zweifel daran bestehen, daß der Schaden *B* durch den Verlust der Substanz *A* verursacht wurde. Richtig?
Bei der überwiegenden Mehrheit von Frauen (65–75 Prozent) führt die Menopause, d. h. ein Verlust der Substanz *A* (Östrogen) nicht zum Schaden *B* (einem beschleunigten Knochenmasseverlust). Folglich kann man den Östrogenmangel nach der Menopause nicht pauschal zur Ursache eines verstärkten Knochensubstanzverlustes erklären.
Soviel sei einleitend zur Rechtfertigung und zum Verständnis der Begrenztheit schulmedizinischer Ansätze gesagt.

Diagnose

Die Diagnose der Osteoporose kann nie mit nur einer Untersuchung gestellt werden. Weder eine Laboruntersuchung noch eine Röntgenuntersuchung noch eine Knochendichtemessung nach einem der verschiedenen Verfahren oder eine körperliche Untersuchung kann allein zwingenden Aufschluß darüber geben, ob die betreffende Person eine Osteoporose hat oder Gefahr läuft, sie zu entwickeln.
Zu einer verantwortlichen medizinischen Diagnose gehören unbedingt folgende Bestandteile:

- Aufnahme der Patientengeschichte (einschließlich Familienanamnese)
- Patientengespräch (nicht nur ein Fragebogen)
- körperliche Untersuchung
- Labor (Blut und Urin)
- evtl. Knochendichtemessungen

Unterscheidung zwischen den verwendeten Begriffen

Einige der unterschiedlichen Osteoporose-Definitionen wurden bereits vorgestellt. Der Unterschied liegt oft in den verschiedenen Begriffen, die für die Qualität des Knochens verwendet werden, und in den Methoden, wie diese Begriffe meßbar sein sollen.
Hier die wichtigsten davon:

Knochenmasse	Gesamtmasse des Knochens an der gemessenen Stelle
Knochendichte	Knochenmasse im Verhältnis zum Umfang (Volumen) des Knochens
Matrixdichte	Dichte des Fasergerüstes im Knochen, eventuell unter Berücksichtigung der Dichte von Mineralisationskernen
Mineralisation	Ausmaß der Mineralsalze, die sich in das Fasergerüst eingelagert haben
Unterscheidung Corticalis und Spongiosa	Bei allen Messungen muß unterschieden werden, in welchem Maß dabei Corticalis gemessen wird oder Spongiosa. Bei den sogenannten bildgebenden Verfahren ist dies meistens übersichtlicher als bei den Messungen, die nur auf einer Signaldämpfung beruhen
Unterscheidung Quantität und Qualität	Bei fast keiner Knochendichtemessung kann unterschieden werden, ob die festgestellte Dichte nun eine bröselige Fluorose ist oder ein stabiler und elastischer Knochen. Diese Frage wird am besten durch eine intelligente Laboruntersuchung und eine einfühlsame Befragung (Schmerzen im Fuß beispielsweise) beantwortet

Fragliche Klassifizierung primär/sekundär

Primär nennt man diejenigen Osteoporose-Typen, denen keine bekannte Krankheitsursache vorauszugehen scheint. Mit anderen Worten, man weiß nicht, woher sie kommt. Das heißt natürlich nicht, daß diese Form der Osteoporose keine Ursachen hat. Daher versucht man, diese Formen mit den Begriffen Östrogenmangel-Osteoporose oder Bewegungsmangel-Osteoporose oder Immobilisations-Osteoporose zu beschreiben.

Bei der anderen Art, der sogenannten *sekundären* Osteoporose sind die Ursachen angeblich beschreibbar. Wenn man sich die medizinwissenschaftlichen Texte jedoch genau betrachtet, trifft man sehr oft auf das Wort »bei« anstelle von »durch«, wie in dem Satz: »Bei erniedrigtem Östrogenspiegel kommt es zur Osteoporose.« Es ist also nicht gesagt, ob der betreffende Umstand wirklich Grund der Osteoporose ist oder nur gleichzeitig auftritt (s. auch »Deutung hormoneller Veränderungen« in Kapitel 3).

Unbestritten ist der ursächliche Zusammenhang aber im Falle von Insulinmangel und langfristigen Corticoidgaben.

Anamnese (Patientengespräch)

Die sogenannte *Anamnese* ist das Patientengespräch, bei dem alle wichtigen Informationen für die betreffende Krankheit oder den jeweiligen Verdacht gesammelt werden. Leider ist die Anamnese aus Zeitgründen oft auf einen Händedruck und einen Fragebogen eingeschränkt. Bei einem guten Gespräch sollten folgende Fragen besprochen werden:

Gegenwärtige Beschwerden	Wo, wie stark, wie lange, bei welchen Bewegungen, zu welcher Tageszeit? Wie stark ist die Bewegungseinschränkung oder die Hilfsbedürftigkeit?
Allgemeine Beschwerden	Verdauung (Durchfall/Verstopfung), Gewichtsschwankungen, Herzklopfen, Schwitzen, Impotenz oder Regelstörungen?
Vorgefallene Brüche	Wo, wann, unter welchen Umständen, wie schmerzhaft, gut/schlecht geheilt?
Familiengeschichte	Osteoporose in der Familie, bucklige Omas oder Opas, Schenkelhalsbrüche, Kropf bei der Großtante etc.?
Risikofaktoren (s. a. Kapitel 8)	Späte Pubertätsentwicklung, Kinderlosigkeit, frühe Menopause? Medikamente: Corticoide, Pille, Antazida, Schilddrüsenhormone Bestimmte Krankheiten: Magen- und Darmoperationen und Geschwüre, chronische Bauchspeicheldrüsenentzündung, Leberzirrhose, Überfunktion von Schilddrüse oder Nebennierenrinde, Zuckerkrankheit, Nierenkrankheiten, Tumorerkrankungen Ernährungsschwächen: calciumarme Ernährung, hohe Phosphataufnahme Genußgifte: hoher Alkohol-, Kaffee- und/oder Zigarettenkonsum, Junk food Bewegungsmangel: geringe körperliche Aktivität, längerfristige Bettlägrigkeit

Labordiagnostik

Selbst wenn ohne einschlägige Fachkenntnisse nicht alle der im folgenden genannten Begriffe verständlich sind, werden wir sie anführen und zumindest einen groben Verständnisrahmen dafür beschreiben. Denn unter vielen Allgemeinärzten, Orthopäden und selbst bei zahlreichen Labors herrscht

Unsicherheit oder Unwissen über die labortechnischen Methoden, eine Osteoporose zumindest indirekt nachzuweisen oder auszuschließen.
Allgemein gilt im Zeitalter der Technomedizin, daß die meisten Neuentwicklungen zu ihrer Handhabung ein immer größeres Fachwissen voraussetzen, das bisweilen wenig mit Medizin, geschweige denn mit Menschen zu tun hat. Das ist ein Mangel des Systems und nicht der Ärzte oder des technischen Personals.
Manche Details der Labordiagnostik wurden aus Gründen der Übersichtlichkeit in den *Anhang B* verlegt. In diesen Fällen wird im Text darauf verwiesen.

Ziele der Labordiagnostik

Mit laborchemischen Methoden kann man eine Osteoporose nicht direkt feststellen, denn es gibt keine Werte, aus denen sich eindeutig die Knochenmasse oder eine erhöhte Bruchgefahr ablesen ließe.

Gültige Ziele der Labordiagnostik sind jedoch:

1. die *Abgrenzung* einer Osteoporose von anderen Knochenkrankheiten;
2. die Erfassung möglicher *Grundleiden*, die zu einer Osteoporose führen können, sowie von Faktoren, die zu einer Osteoporose beitragen oder sie verstärken können;
3. die Bestimmung der *Aktivität des Knochenumbaus* und
4. die *Verlaufskontrolle* einer Osteoporose-Therapie.

Einschränkungen der Gültigkeit von Laborwerten

Unter den Problemen, die eine Gültigkeit von Laborwerten einschränken, sind besonders die Beweggründe zu nennen, aus denen eine Laboruntersuchung unternommen wird. Denn wie für viele andere Untersuchungen auch, gilt für das medizinische Labor, daß es immer auch dem *Haftungsausschluß* dient und den behandelnden Arzt oder das betreffende Krankenhaus vor späteren Vorwürfen der Fahrlässigkeit schützen soll.

Postmenopausale Osteoporose trotz normaler Calciumwerte

Des weiteren sind bei einer primären Osteoporose die Laborbefunde üblicherweise ganz normal. Die Labordiagnostik dient in diesen Fällen in erster Linie der Abgrenzung, d. h., um eventuelle Calciumstoffwechselstörungen oder andere mögliche Grundleiden einer sekundären Osteoporose auszuschließen.

Tageszeitliche Schwankungen des Knochenumbaus erschweren Labormessungen

Manche Laborwerte unterliegen noch dazu starken täglichen Schwankungen; neue Untersuchungen bestätigen einen erhöhten nächtlichen Knochenabbau. Deshalb sind bei manchen Messungen Schwankungen zwischen morgens und nachmittags von bis zu 20 Prozent zu berücksichtigen!

Schritte der Labordiagnostik (s. auch Anhang B)

Je nach dem Ergebnis der ausführlichen Anamnese (s. o.) kann es angebracht sein, ein vermutetes Osteoporose-Risiko durch Laboruntersuchungen weiter einzugrenzen.

Laborwerte zur Bestimmung der Knochenumbauaktivität

Da die Umbauvorgänge im Knochen Stoffwechselvorgänge sind, fallen dabei auch bestimmte Stoffe in annähernd bestimmbarer Menge an. Indem man diese Mengen mißt und vergleicht, hofft man, einer Bestimmung der Knochenumbauaktivität näher zu kommen.
Die nachfolgenden Laborparameter werden hier nur genannt und kurz erklärt. In *Anhang B* wird genauer erläutert, warum

man glaubt, daß sie für die Einschätzung des Knochenumbaus von Bedeutung sind.

- *Tartratresistente saure Phosphatase*
  kommt in Osteoklasten in großen Mengen vor
- *Hydroxyprolin und Hydroxylysin*
  Eiweiße, die in unterschiedlicher Konzentration im Knochen zu finden sind
- *Pyridinolin- und Desoxypyridinolin-Crosslinks*
  Kollagenfasern zur Quervernetzung der Matrix

Parameter zur Bestimmung des Knochenanbaus
- *Knochenspezifische alkalische Phosphatase*
  Produkt von Osteoblasten, aber auch Leber
- *Osteokalzin*
  Eiweiß, das nur im Knochen und im Zahn vorkommt
- *Prokollagen-I-Extensionspeptide*
  90 Prozent der Knochenmatrix bestehen aus diesem Kollagen Typ I.

Knochendichtemessungen

High-Tech-Medizin und Tempel der Heilung

Wer sich schon einmal fragte, ob aus Krankenhäusern wohl jemals Gesundenhäuser werden könnten, kann folgende Geschichte nachempfinden. Der Psychiater Jerome Frank von der John Hopkins School of Medicine beschreibt das moderne Krankenhaus folgendermaßen:

> »Stellen wir uns vor, ein Anthropologe vom Mars untersucht die Heilungstempel auf der Erde des 20. Jahrhunderts. Er würde erfahren, daß das Krankenhaus als Ort erstaunlicher

Heilungen gilt. Er würde herausfinden, daß die Diener des Tempels sich in viele Ränge unterteilen, jeder mit seinen eigenen Zeichen von Rangfolge und Funktion. Die Priester und Priesterlehrlinge verständigen sich in einer besonderen Sprache, die dem Laien nicht verständlich ist, und tragen deutlich sichtbar heilende Amulette und Glücksbringer, wie Reflexhammer, Stethoskope und Ophthalmoskope.

Im Inneren würde unser Anthropologe eine komplizierte Anordnung von Räumen entdecken, von denen manche, wie die Krankenzimmer, den Uneingeweihten zugänglich sind. Nur Mitglieder der Zünfte haben jedoch Zutritt zu anderen Räumen, in denen mit aufsehenerregenden Geräten, die piepen, gurgeln, blinken oder unsichtbare Strahlen aussenden, geheimnisvolle Heilungsrituale durchgeführt werden.

Die Operationssäle sind das Allerheiligste, wo die dramatischsten und schwierigsten Rituale stattfinden und wo selbst die Priester nur eintreten dürfen, nachdem sie sich Reinigungsriten unterzogen haben. Die Mysterien des Operationssaales werden sogar so streng bewacht, daß die Patienten bewußtlos gemacht werden, bevor sie hineindürfen.«*

Um es kürzer auszudrücken: Trotz aller Betonung auf medizinische Technologie haben Krankenhäuser in den Augen vieler, wenn nicht aller ihrer Patienten, etwas von der Aura eines Heilungstempels.

Röntgenbefunde

Röntgenbilder zeigen am besten die Umrisse von Material, das sich in seiner Dichte deutlich vom umliegenden Gewebe

* Zitiert in Ornstein, Robert E.; David Sobel: *Das Gehirn.* Siehe Anhang A2, *Weiterführende Literatur.*

abhebt, beispielsweise die Form eines Knochens. Bei einer Osteoporose ist aber die äußere Form des Knochens meistens gut erhalten. Am deutlichsten leidet dagegen die Dichte der Mineraleinlagerungen; diese ist jedoch auf einem Röntgenbild schwer erkennbar.

Eine Osteoporose nur durch Röntgenuntersuchungen festzustellen ist meist erst in einem Stadium möglich, in dem bereits Schmerzen, Brüche oder deutlicher Größenverlust vorliegen. Und selbst wenn klinische Befunde und Labordaten einen deutlichen Hinweis auf eine Osteoporose geben und andere Grunderkrankungen ausgeschlossen sind, kann die Diagnose immer noch falsch sein. Also sollten konventionelle Röntgenaufnahmen und Knochendichtemessungen nur als sich ergänzende Verfahren eingesetzt werden.

Knochendichtemessung aus Sicht eines verantwortungsbewußten Radiologen

Aufgrund der Kosten- und Erstattungssituation ist die Realität der Knochendichtemessung bei weitem weniger bedeutend als noch vor wenigen Jahren. Vom anfänglichen Extrem übermäßiger Erwartungen ist das Pendel jetzt in die Gegenrichtung geschwungen. Ohne die Messungen und die Geräte zu verteufeln, müssen außerdem die Strahlungsbelastungen und die Präzisionsmängel klar gesehen werden. Zuvor aber die Meinung eines verantwortungsbewußten Radiologen:

> »Hauptindikation einer Knochendichtemessung in der Praxis sollte es sein, eine Frau mit berechtigter Angst vor Osteoporose (Risikofaktoren) zu beruhigen.«
>
> Und:
>
> »Wenn da eine 75- oder 87jährige Frau in meine Praxis kommt, da brauche ich doch keine Knochendichtemessung. Da sehe ich doch, ob die eine Osteoporose hat.«

Auf der anderen Seite stehen einige wenige – dafür aber sehr aktive – Scharlatane/innen, die mit Osteoporose-Vorträgen durchs Land ziehen und die Angst vor Osteoporose schüren.

Gegenwärtig übliche Verfahren

Für alle Meßmethoden gilt, daß damit nur eine Momentaufnahme herzustellen ist, ganz gleich ob nun ein Bild des Knochenquerschnitts gemacht wird oder eine Mengenfeststellung der im Knochen enthaltenen Mineralsalze.

Es ist jedoch Zweck der Mehrzahl von Knochendichtemessungen, einen übergroßen Verlust festzustellen oder auszuschließen. Das wäre im Durchschnitt ein Verlust von über 3 Prozent im Jahr. Um einen solchen Verlust zu ermitteln, müßte im Abstand von einem Jahr zweimal an exakt derselben Stelle des Knochens gemessen werden.

Bei einer Toleranz (Präzision plus Genauigkeit) von 2–10 Prozent ist eine Aussagekraft solcher Messungen nur dann gegeben, wenn das Gerät beispielsweise nach einem Jahr 100 Prozent identisch geeicht ist und Abweichungen des Meßortes vollständig ausgeschlossen sind. In der Praxis ist dies leider kaum durchführbar.

Nach diesen Einschränkungen sollen nun zusammenfassend die Vor- und Nachteile sowohl gegenwärtig üblicher als auch neuerer Verfahren aufgeführt werden.

Zu den Standardverfahren gehören die *Dual-X-ray-Absorptiometrie* (DXA), die *Single-X-ray-Absorptiometrie* (SXA) und die *quantitative Computertomographie* (QCT).

Mit DXA lassen sich Knochendichte an Oberschenkelhals, Oberschenkelkopf, Becken und unterer Lendenwirbelsäule messen, doch können Störeinflüsse die Meßergebnisse verfälschen. Die Messung mit SXA ist auf den Vorderarm und das Fersenbein beschränkt. Zur Bestimmung des Knochenmineralgehaltes der Wirbelsäule wird am häufigsten die QCT angewandt. Sie bringt jedoch auch die größte Strahlenbelastung mit sich.

Innovative Verfahren

Unter den hoffnungsvollen neueren Verfahren sind drei Methoden von Interesse, nämlich die *morphometrische Röntgenabsorptiometrie* (MXA), der quantitative Ultraschall (QUS) und die *quantitative Kernspinresonanz* (QMR). Die letzten beiden benützen keine Strahlen.

Die MXA ist zwar noch nicht ganz ausgereift, eignet sich aber besonders dazu, das Ausmaß von Wirbelkörperverformungen festzustellen. Die beiden anderen Methoden, der QUS und die QMR, ermöglichen neben der Untersuchung des Knochenmineralgehalts auch eine der Knochenmikroarchitektur. Damit könnten sie nach Abschluß des experimentellen Stadiums eine erhebliche Lücke füllen, nämlich wichtige Informationen sowohl über den Knochenmineralgehalt als auch über die Knochenmikrostruktur (Knochenmatrix) zu liefern. Man kann nur hoffen, daß die Weiterentwicklung dieser Verfahren nicht unter dem gesundheitspolitischen Rotstift verkümmert.

Therapie

Medikamentöse Therapie

Trotz der vielen und teilweise massiven Nebenwirkungen wollen wir versuchen, die Auswahl der medikamentösen Therapien so weit neutral darzustellen, daß sich der Leser ein gutes Bild machen kann und damit an Entscheidungsfähigkeit gewinnt. Dazu sei das Zitat aus der Einleitung wiederholt: »Mein Arzt sagt, ich muß Östrogene nehmen, sonst be-

komme ich Osteoporose.« Um ebensolche Situationen zu verhindern, möchten wir Sie bitten, sich noch einmal das Diagramm »Vergleich des Knochendichteverlaufs« (Abb. 7 in Kapitel 6, S. 102) anzusehen.
Daraus ist klar zu erkennen, daß mit Ernährung, Bewegung und Autogenem Training eine derart ausgeprägte Knochendichte-Reserve zu erreichen ist, daß selbst für »Fast loser« keine Gefahr besteht, nennenswert unter die 100-Prozent-Grenze der Knochendichte zu fallen. Die einzelnen Altersgrenzen des Diagramms haben folgende Bedeutung:

A: Ungefähr zu dieser Zeit im Leben eines Menschen setzt man die sogenannte *Peak Bone Mass* an. Man geht davon aus, daß zu diesem Zeitpunkt die größtmögliche Knochendichte erreicht ist und von nun an abnimmt, sofern keine Maßnahmen getroffen werden (z. B. Yoga und Entspannung), mit denen dieser planmäßige Knochenmasseverlust umgekehrt werden kann.

B: Die Menopause findet im Durchschnitt um das 51. Lebensjahr statt. Früher trat sie oft schon einige Jahre eher ein. Demgegenüber steigt die Anzahl der frühen »künstlichen Menopausen«, d. h. das Aussetzen der Fortpflanzungsfunktion aufgrund von Totaloperationen.

C: Die 5 bis 8 Jahre, in denen bei 30 Prozent von Frauen der beschleunigte Knochenmasseverlust stattfindet, der diese zu »schnellen Verlierern« macht.

D: Hier endet die »Fast-loser«-Periode, das heißt, von nun an gleicht sich die Geschwindigkeit des Knochenmasseverlustes wieder dem Durchschnitt an.

E: Mit Mitte 70 setzen die meisten Frauen, die Östrogene einnehmen, diese endgültig ab, weil sie nicht mehr bereit sind, die Nebenwirkungen wie beispielsweise Abbruchblutungen hinzunehmen. Ab hier setzt dann für einige Jahre ein beschleunigter Knochenmasseverlust ein und pendelt sich schließlich wieder auf den Durchschnitt ein.

Andererseits können die »Fast loser« mit Östrogenen im besten Fall einen leicht verbesserten Status quo erhalten. Sobald die Östrogene jedoch abgesetzt werden, fällt die Knochendichte wie vor dem Klimakterium.

Östrogene

Die angeblichen Zusammenhänge

1. Die Osteoporose nach den Wechseljahren ist durch Östrogenmangel verursacht; also wird sie mit Östrogenen (in Kombination mit Gestagenen) behandelt. Bei postmenopausalen Frauen unter Östrogenen ließ sich eine Zunahme des Mineralsalzgehaltes feststellen. Die unbehandelten Patientinnen verloren an Mineralsalz. Einige Untersucher berichten sogar von einem Knochenzuwachs in höheren Lebensjahren.
2. Generell sollte die Östrogentherapie innerhalb der ersten 5 bis 8 Jahre nach der letzten Menstruation beginnen. Da es jedoch bisher kaum möglich ist, laborchemisch oder radiologisch herauszufinden, welche Patientinnen zum »Fast-loser«-Typ gehören, sollten alle Frauen mit entsprechenden Risikofaktoren ab der Menopause Östrogene erhalten.
3. Bei alleiniger Östrogengabe treten Herz-Kreislauf-Krankheiten signifikant seltener auf. Dieser Vorteil geht jedoch verloren, wenn Östrogen mit Gestagen kombiniert wird. Andererseits besteht bei Östrogengaben ohne Gestagen ein erhöhtes Thromboserisiko. So wurden, nachdem ursprünglich eine deutlich cholesterinsenkende Wirkung angenommen wurde, Östrogene in das »Coronary Drug Project« (1974) einbezogen. Neben Feminisierung stellten sich aber vermehrt Herz-Kreislauf-Probleme und thrombotische

Komplikationen ein, und die Studie wurde deshalb vorzeitig beendet.

Die Erklärungen

Zu 1) Dem Regenschirmprinzip zufolge (s. Kapitel 6) wäre diese Aussage richtig. Die angeführten Untersuchungen wurden nicht mit Ergebnissen bei Bewegungstherapie verglichen. Der Begriff »postmenopausal« schließt übrigens alle Frauen zwischen 50 und 95 mit ein, könnte sich also auch auf eine Versuchsgruppe von beispielsweise 200 senilen Pflegeheimpatientinnen beziehen. Menschen in Institutionen wie Altersheimen, Pflegeheimen und Krankenhäusern eignen sich für Studien besonders gut, weil sie leicht kontrollierbar sind. Zur Feststellung der Knochendichte und des Mineralgehaltes im Knochen wurde weiter oben bei *Diagnose* ausführlich berichtet, so daß die Fragwürdigkeit von Angaben zwischen 2 und 5 Prozent ausreichend belegt ist.
Zu 2) Die Osteoporose-Risikofaktoren werden im Rahmen einer Anamnese (Patientengespräch) festgestellt. Da Kassenärzte jedoch immer weniger Mittel pro Krankenschein zur Verfügung haben, stehen die Chancen für ein eingehendes Gespräch schlecht. Die Realität dürfte im besten Fall ein vorgedruckter Fragebogen sein. Als Folge können die meisten Frauen damit rechnen, daß man ihnen pauschal Östrogene verordnet, weil der kassentechnische Aufwand für eine sorgfältige Eingrenzung zu hoch liegt.
Zu 3) Diese Fakten sollte man fast auswendig lernen, denn jeder zweite Arzt wird versuchen, das Herz-Kreislauf-Argument zur Überzeugung seiner Patientinnen einzusetzen.

Gegenanzeigen und Nebenwirkungen

Der Bundesverband der Pharmazeutischen Industrie (BPI) gibt jährlich die sogenannte »Rote Liste« heraus, in der fast alle in Deutschland erhältlichen Medikamente und auch deren Nebenwirkungen angeführt sind. Darin stehen über Östrogene über drei Seiten an Nebenwirkungen, Anwendungsverboten, Anwendungseinschränkungen. Diese vollständige Liste finden Sie in *Anhang B*; hier nur die wichtigsten Einschränkungen (manche Ausdrücke sind eingedeutscht):

Östrogene dürfen nicht gegeben werden bei:

- allen behandlungsbedürftigen Krankheiten der Leber und Galle
- allen hormonabhängigen Tumoren (Gebärmutter, Brust)
- Neigung zu Thrombosen (Blutgerinnseln)
- ungeklärten Vaginalblutungen
- Bluthochdruck und
  Migräne im Zusammenhang mit der Regelblutung

Östrogene sind nur unter Vorbehalt zu geben bei:

siehe *Anhang B*

Sofort absetzen bei:

- Thrombosen/Embolien
- Durchblutungsstörungen
- Migräne (wenn sie sonst nicht auftritt)
- akuten Sehstörungen
- Blutdruckanstieg
- Gelbsucht oder abnormalen Leberwerten
- Hörsturz

Einige besondere Nebenwirkungen

Einige Frauen beklagen sich über erneut einsetzende Vaginalblutungen, andere über Spannungsgefühle in den Brüsten. Darüber hinaus ist bei Frauen, die bis zu fünf Jahren mit Östrogen behandelt wurden, das Risiko für eine Entartung der Gebärmutterschleimhaut um das Fünffache erhöht; bei längerer Anwendung steigt das Risiko auf das Fünfzehnfache.

Östrogene reduzieren nicht nur den Knochenabbau, sondern auch die Knochenneubildung

Östrogene reduzieren nachweislich den Knochenumbau. Dies beinhaltet sowohl einen verringerten Knochenabbau als auch eine Abnahme der Knochenneubildung. Daher sollte man bei einer Östrogentherapie keine Zunahme der Knochenmasse erwarten.

Aufgeschoben ist nicht aufgehoben

Östrogene können die Rate des Knochenverlustes auch nicht unbegrenzt bremsen. Östrogene verzögern nur das Auftreten eines Knochenverlustes, denn sobald die Östrogene abgesetzt werden, tritt der aufgeschobene Knochenmasseverlust in voller Vehemenz ein. Man könnte es auch mit anderen Worten sagen:

> Wer nach der Menopause Östrogene nimmt, um Osteoporose abzuwenden, geht damit wirklich einen Pakt ein, den er nur unter Verlust aller angesparten Knochenmasse brechen kann.

Östrogene und das Immunsystem

Der Zusammenhang zwischen Östrogenen und dem Immunsystem baut auf der Wechselwirkung von Östrogenen und den Botenstoffen des Immunsystems auf, besonders den *Interleukinen* 1 und 6.

Abgesehen von der anregenden Auswirkung auf Knochenwachstum und Eiweißauflösung nimmt man von Interleukin-1 an, daß es das Nervensystem beeinflußt sowie Fieber und ein erhöhtes Schlafbedürfnis erzeugt. Diese Erscheinungen sind als Beschwerden bei Erkältungen oder Grippe bekannt. Wie lebenswichtig es ist, diese Symptome nicht zu unterdrücken, ist mittlerweile aus der Krebsforschung bekannt. Im Knochen soll Interleukin-1 den Abbau durch Osteoklasten fördern (Eiweißauflösung). Deshalb findet man in der medizinischen Literatur auch Aussagen wie den folgenden Absatz*:

> »Außerdem wird die Osteoporose nach dem Klimakterium [Wegfall der Östrogene] durch Interleukin-6 vermittelt. Die knochenabbauenden Osteoklasten entstehen nämlich aus Knochenmarkszellen, deren Bildung durch Interleukin-6 gefördert wird. Östrogene hemmen die Bildung von Interleukin-6 und Interleukin-1, und damit den Knochenabbau.«

So einfach ist die Sache allerdings nicht, denn auch in den Eierstöcken wird Interleukin-1 gebildet, um durch seine Anregung eiweißlösender Enzyme den Eisprung zu erleichtern. Dieselben eiweißlösenden Fähigkeiten kommen innerhalb des Knochenumbaus bei der Auflösung der Knochenmatrix zur Wirkung, aber auch beim »Fressen« feindlicher Angreifer durch das Immunsystem.

Solange die Eierstöcke funktionsfähig sind, halten sich die Interleukin-1-Bildung und ihre Hemmung durch körpereigene Östrogene die Waage. Wenn es auf den Zeitpunkt des Eisprungs zugeht, sinkt die Östrogenproduktion allerdings, und Interleukin-1 mit seiner eiweißlösenden Funktion überwiegt. Im Rahmen dieses Wechselspiels büßt auch das Abwehrsystem nichts an Leistung ein.

* Faber, Hans von; Herbert Haid: *Endokrinologie*. Siehe Anhang A2, *Weiterführende Literatur*

Wenn jedoch nach Funktionsverlust der Eierstöcke künstlich Östrogene zugeführt werden, wird das Gleichgewicht zwischen Produktion und Hemmung von Interleukin-1 zerstört. Die Folge ist ein relativer Mangel von Interleukin-1 und dadurch ein geschwächtes Immunsystem.
Vielleicht liegt also die Krebsgefährdung durch Östrogenersatztherapie weniger in der Anregung des Wachstums der Gebärmutterschleimhaut als vielmehr in einer allgemeinen Beeinträchtigung des Immunsystems durch Unterdrückung von Interleukin-1.

Vitamin D in unterschiedlichen Formen

»Unter 46 Patienten, die ein Jahr lang mit Alfacalcidol (1 μ/d) [Vitamin D] behandelt wurden, wurde mit 2,54 Prozent bei der postmenopausalen Osteoporose die zweitgrößte* Knochenzuwachsrate erzielt.«

> Ohne Bewegungstherapie nur magere Knochenzuwachsraten

Berichte wie dieser von der Osteoporose-Päpstin Jutta Semler *(Selecta/Medizin aktuell,* Nr. 32, 1995, S. 30) tun den tatsächlichen Therapiemöglichkeiten der verschiedenen Formen von Vitamin D keine Gerechtigkeit. Ein Knochenzuwachs von 2,54 Prozent durch ein Medikament im Vergleich zu 3 Prozent durch Bewegungstherapie erscheint recht bescheiden, insbesondere in Anbetracht der möglichen Nebenwirkungen (Calciumüberschuß, Nierensteine etc.)

> Wirkliche Möglichkeiten

Die wirklichen therapeutischen Möglichkeiten der Vitamin-D-Varianten liegen in ihrer Kombination mit Ernährung, mit Calciumpräparaten, mit Unterstützung der betroffenen Organe

* Größte Zuwachsrate 4,13 Prozent bei seniler Osteoporose

(Darm, Leber, Niere) und besonders im Zusammenspiel mit Bewegung(stherapie).
Je nachdem an welcher Stelle der D-Hormon-Herstellung (siehe Kapitel 3 und 4) die Ursache für einen Vitamin-D-Mangel liegen soll, sind jeweils andere Vorstufen zu wählen. Präparate mit höheren Dosen an Alfacalcidol, Colecalciferol, Calcitriol etc. sind verschreibungspflichtig.

Calcitonin

Ein wichtiges Medikament in der schulmedizinischen Therapie einer *manifesten*, d. h. tatsächlich feststellbaren Osteoporose mit Schmerzen und vielleicht schon mit Brüchen ist das Calcitonin. Es wird meist als Injektion oder als Nasenspray (verschreibungspflichtig) verabreicht. Zum einen regt Calcitonin die Einlagerung von Calcium in den Knochen an (s. Kapitel 4). Der zweite Hauptgrund für seine Verwendung in der Osteoporose-Therapie ist jedoch seine schmerzhemmende Wirkung, die auf die Ausschüttung von *Endorphinen* zurückgeführt wird (s. auch Kapitel 3 und 6). Calcitonin sollte von einem erfahrenen Therapeuten dosiert und nicht länger als sechs, maximal acht Wochen gegeben werden.

Dauerhafte Knochenmasse durch Calcitonin?

Bisher unbeantwortet ist die Frage, ob Calcitonin überhaupt eine dauerhafte Knochenmasse schafft. Selbstverständlich sind die Messungen schwierig. Die Studien sind im Interesse der betreffenden Hersteller auf den Wirkungszeitraum der Einnahme beschränkt. Da bei Calcitonin aber eine langfristige Einnahme medizinisch nicht erstrebenswert ist, sollten die Daten darüber, ob nach Absetzen von Calcitonin eine dauerhafte Knochenmassereserve vorliegt, verfügbar gemacht werden.

Fluoride

Fluorverbindungen regen die Osteoblasten an und sorgen für vermehrte Knochenneubildung. Die Osteoblastenanregung bewirkt eine Zunahme und Verstärkung noch vorhandener Knochenbälkchen. Dies führt zur Vermehrung der Gesamtspongiosamasse. Soweit die gängige Information. Dazu stichwortartig einige Ergänzungen:

Mindere Knochenqualität

- *Wirkliche Stabilisierung des Knochens erst nach 3–4 Jahren* (bei täglicher Dosis von 80 mg Natriumfluorid oder 240 mg Natriummonofluorphosphat).
- *Gravierende Nebenwirkung (schwere Fluorose)* unter langdauernder unkontrollierter Therapie.
  Daher ist mindestens jährlich auf Verdichtung von Brust- und Lendenwirbelsäule und auf Anstieg der alkalischen Phosphatase als Zeichen von Überdosierung bzw. von Überstimulierung der Osteoblasten zu überwachen.
- Zusätzliche Gaben von 1000–1500 mg Calcium und eventuell auch Vitamin D zur Verbesserung der Calciumresorption sind unbedingt nötig.

Kontraindikationen

- Nierenfunktionsschwäche
- Schwangerschaft
- Osteomalazie
- Magengeschwüre mit Übersäuerung
- Schon bestehende Schenkelhalsbrüche, weil die Bruchgefahr nach Fluoridtherapie steigen kann.

Vorsicht

- Eine *Bruchgefahr ist unter Fluoridtherapie höher* als unter alleiniger Calciumgabe, denn der unter Fluorideinfluß gebildete Knochen bleibt über Jahre hin spröde.
- Fluoride sind überhaupt *eher geeignet für Altersosteoporose.*

- Zu hohe Dosierung führt zu Mineralisationsdefekten (Geflechtknochen).
- Nebenwirkungen:
- Verdauungsbeschwerden, besonders wenn Fluorpräparate in nicht magensaftresistenten Kapseln eingesetzt werden.
- Häufig zu Beginn gelenknahe Knochenschmerzen, besonders im Bereich von Schienbein und Sprunggelenk.

Anämie

Der »Geheimtip« unter den Folgen einer unvorsichtigen Fluortherapie ergibt sich z. T. aus den Punkten 1 und 3. Ein übermäßig wucherndes Wachstum minderwertiger Spongiosa verdrängt Knochenmark. Die Folge ist ein Verlust an blutbildendem Gewebe und demnach eine Anämie.

Bisphosphonate/Diphosphonate

Immer mehr hört man in der Osteoporose-Therapie von *Biphosphonaten* (auch Diphosphonate genannt). Der Glaube an ihre Wirkung hängt jedoch ab vom Glauben an das Modell der BMUs (siehe Kapitel 5 und 6). Denn das Wirkprinzip beruht darauf, daß gerade die jeweils aktiven Osteoklasten in ihrer Arbeit gehemmt werden. Das Problem bei bisherigen Biphosphonaten liegt in der gleichzeitigen Hemmung der Osteoblasten nach längerer Gabe als etwa zwei Wochen. Bei neueren Präparaten soll dieses Problem angeblich gemildert sein. Wie bei allen Präparaten ist ein ausgeglichener Calciumhaushalt Voraussetzung; daher ist gegebenenfalls mit 1000 mg Calciumcarbonat sowie 3000 i. E. Vitamin D_3 zu unterstützen.

Alendronat-Mononatrium ist den anderen Bisphosphonaten angeblich um einiges überlegen. Es soll die Osteoklasten direkter hemmen und deshalb um vieles niedriger dosiert werden können. Allerdings sind die Behauptungen, es sei möglich, damit »den Krankheitsverlauf der Osteoporose umzukehren«, d. h., eine tatsächliche *Zunahme* zu erzielen oder »neue Knochenmasse von physiologischer Qualität« aufzubauen, durch die gegenwärtig vorhandenen Studien nicht haltbar (s. auch *Anhang B.*)

Auch der Verträglichkeitsanspruch muß genauer untersucht werden, denn der Hersteller warnt, die Einhaltung der Einnahmevorschrift sei wesentlich, um mögliche Komplikationen wie das Auftreten von Verätzungen der Speiseröhre durch Festsetzen von Tablettenbestandteilen in der Speiseröhre zu verhindern. Daher soll die Tablette auch morgens erst nach dem endgültigen Aufstehen eingenommen werden.

Wissenschaftlicher Lichtblick

Nach all diesen Warnungen sei jedoch auch ein Lichtblick betont: An der Universitätsklinik München (LMU) werden Studien durchgeführt, bei denen die Wirkung von Medikamenten nicht nur mit Placebos verglichen wurde, sondern auch mit Bewegungstherapie und in mehreren Kombinationen. Dabei wurde festgestellt, daß die Kombination von Medikament und Bewegung doppelt soviel Knochenmassezuwachs ergibt wie die Behandlung mit dem Medikament alleine.

Das durchschlagendste an dieser Studie ist jedoch die Tatsache, daß das Placebo, d. h. die wirkstofflose Tablette, in Kombination mit Bewegung den *gleichen* Knochenmasseanstieg ergibt wie die Behandlung mit dem Medikament in Kombination mit Bewegung. Mit anderen Worten: Das Medikament ist überhaupt nicht nötig.

Parathormon

In den letzten Jahren haben sich die reinen Schwarzweiß-Vorstellungen über Hormone gewandelt (s. auch Kapitel 3). Auch Parathormon ist nicht mehr als reiner Gegenspieler von

Calcitonin zu sehen, als »das Hormon, das für die Osteoporose verantwortlich ist«. Sicher führt eine längerbestehende Nebenschilddrüsenüberfunktion zu einem Mineralverlust des Knochens. Zunächst aber hat das Parathormon eine wertfrei anregende Wirkung auf den gesamten Knochenstoffwechsel. Osteoklasten wie Osteoblasten besitzen Rezeptoren für Parathormon. Therapeutisch ist es von wenig Interesse.

Verschiedene andere Substanzen
Diskutiert werden oft auch andere neue Wundermittel. Selbst wenn dabei gewisse Erfolge errechnet werden, können diese nur höchst selten mit der Kombination Ernährung/Bewegung/Entspannung konkurrieren.

Physikalische Therapie

> »Die Möglichkeiten der physikalischen Therapie sind vielfältig. Sie eignen sich auch zur Prävention einer Osteoporose. Unter den physikalischen Maßnahmen kommt der Gymnastik eine besondere Bedeutung zu. Nachdem es den alten Anatomen bereits geläufig war, daß Muskulatur und Knochenmasse in einem Verhältnis zueinander stehen, konnten aktuelle Untersuchungen dies belegen.«*

Bewegung ist die beste Therapie (s. auch Kapitel 11)

Soweit die vorsichtige Aussage der universitären Medizin. Die physikalische Therapie scheint den Ärzten jedoch nicht so wichtig zu sein, daß sie

* G. Schulz und M. Manns: »Ätiologie, Diagnostik und Therapie der Osteoporose«, in H. H. Schild, M. Heller: *Osteoporose*, Stuttgart, Thieme, 1992

unter ihrer Kontrolle bleiben müßte. Sie darf von Physiotherapeuten durchgeführt werden, und Bewegungstherapie durch Selbsthilfegruppen (Laien!) ist sogar vom Kuratorium Knochengesundheit abgesegnet.
In Wirklichkeit ist Bewegung sowohl für ältere Menschen, die schon Brüche erlitten haben, wie auch für jüngere, die einer Osteoporose vorbeugen wollen, die bestmögliche Therapieform. Im Anhang sind einige Bücher genannt, die in sehr fachkundiger Weise auf die Bewegungstherapie bei bereits vorhandenen Brüchen eingehen.

10 Ernährung und Nahrungsergänzung

Bei der Ernährung und Nahrungsergänzung zur Osteoporose-Vorbeugung und -Therapie sind folgende Bereiche mit zu berücksichtigen:

- Ernährung selbst, d. h. Zufuhr der nötigen Stoffe (Calcium, Phosphor, Magnesium, Kalium, Fette etc.)
- Beeinflussung der Nahrungsaufnahme im Darm
- Beeinflussung der Mineralstoffeinlagerung im Knochen
- Hormonelle Beeinflussung des Stoffwechsels (Schilddrüse/Östrogen/Vitamin D)
- Kontrolle der Calciumausscheidung
- Bewegung

Nicht nur Calcium

Im Kapitel 4, *Der Calciumhaushalt*, wurden ausführlich die wichtigsten Mitspieler bei der Aufrechterhaltung des Calciumgleichgewichts erläutert. Knochenumbau, Knochenstoffwechsel und Knochenqualität sind jedoch nicht nur von der Menge des Calciums abhängig, das wir in der Nahrung zu uns nehmen. Um ein Gleichgewicht der Mineralstoffe zu gewährleisten, müssen also auch alle Organe, in denen diese einzelnen Mitspieler stufenweise entstehen, richtig versorgt sein.
Dies sind alle Stoffwechselorgane, d. h. sowohl die Organe

des Verdauungsapparates als auch die der Atmung. Zur Verdauung gehören neben dem Weg der Nahrung von Mund bis Rektum auch Leber und Bauchspeicheldrüse: die Leber als allgemeine Stoffwechselfabrik des Körpers und Hersteller der Gallensäuren, die zum Aufschlüsseln von Fetten nötig sind; die Bauchspeicheldrüse einerseits als Lieferant von Insulin, das direkt ins Blut ausgeschüttet wird, andererseits als Lieferant der direkt in den Darm abgegebenen Verdauungssäfte. Doch nicht nur die Versorgung dieser Organe ist zu bedenken, sondern auch die Aufnahme aller Substanzen, die, im Übermaß zugeführt, schädigen können. Als Beispiel sei hier Alkohol genannt, der langfristig die Leber zerstört. Auf der Medikamentenseite sind sowohl Abführmittel als auch Schmerzmittel bedeutsame Saboteure eines gesunden Knochenstoffwechsels. Die Abführmittel nehmen dem Körper die Nahrung, und manche Schmerzmittel schädigen Leber und Niere in einem Maß, das nie wiedergutzumachen ist.

Man nehme

Essen mit dem Rechenschieber? Nein, danke!

Die meisten empfohlenen Essenspläne zur Osteoporose-Vorbeugung kann nur in die Tat umsetzen, wer nichts Besseres zu tun hat, als mit Rechenschieber und Briefwaage zu spielen. Sehen Sie sich entsprechende Beispiele in Buchläden an! Ernst nehmen darf man solche Litaneien nicht, in denen einem die Bestandteile der täglichen Mahlzeiten nach Gramm und Milligramm, Kilokalorien und Fettprozenten vorgeschrieben werden. Hüten Sie sich vor dieser Falle, in die man leicht hineinrutscht, wenn man sich auf solche Auswüchse von Diät- und Gesundheitsratgebern einläßt.

Allerdings haben alle Lebensmitteltabellen eine Schwierigkeit gemeinsam, die dümmsten ebenso wie die sorgfältigst zusammengestellten: den Meßort der Nahrungsinhaltsstoffe. Wenn man beispielsweise den Calciumgehalt eines Nahrungsmittels in rohem, unverarbeitetem Zustand feststellt, ist damit in keiner Weise gewährleistet, daß diese Menge Calcium auch über den Verdauungsvorgang hinaus überlebt.

Lebensmitteltabellen enthalten nur die halbe Wahrheit

Schritte der Nahrungsinhaltsstoffe

Die Zahlen in den Lebensmitteltabellen geben nur den Calciumgehalt der betreffenden Nahrung an, nicht aber, wieviel davon überhaupt im Darm aufgenommen werden kann; Wechselwirkungen mit anderen Substanzen sind dabei schlicht ignoriert.
Dazu sollte man sich kurz einige der möglichen Schritte der Nahrung vor Augen halten:

Nahrung roh
 Nahrung zubereitet
  Aufnahme in den Verdauungstrakt
   Zerlegung in Magen und Darm
    Konkurrenzstoffe
     Bindung
      Resorbierbarkeit
       Eintritt in die Blutbahn
        Ausscheidung
         Verwertung (z. B. Leber) etc.

Bei jedem dieser Schritte ändert sich die Wertigkeit des betreffenden Stoffes. Die in der Gehaltsangabe für das rohe Nahrungsmittel angegebene Menge und die Menge, die schließlich im Blut landet, können Meilen voneinander entfernt sein. Wollte man nun jeden dieser Schritte nachrechnen und zu kontrollieren versuchen, käme man nicht mehr zum Essen, sondern nur noch zum Rechnen. Es ist auch fraglich, ob selbst unter den Ernährungsberatern viele einen solchen Zahlenverhau durchschauen könnten.

Einfach ist es noch, wenn man sich eine »XY-Calcium-fortissimum«-Tablette mit 1000 mg Calcium vornimmt.

Mineralstoffe sind überhaupt noch relativ einfach zu betrachten. Rein rechnerisch würden 1000 mg etwa 80 Prozent des täglichen Bedarfes einer schwangeren Frau entsprechen. Vom zugeführten Calcium werden jedoch nur 30 bis 40 Prozent im Körper zum *freien Calcium*, das für den Calciumhaushalt von Bedeutung ist. Also bedeuten 1000 mg Calcium in einer Brausetablette in Wirklichkeit nur die Deckung von 25–30 Prozent des täglichen Bedarfes und nicht 80 Prozent. Bei der Berechnung »normaler« Lebensmittel wird die Sache dann um vieles komplizierter.

Schlechtes Gewissen macht fette Osteoklasten

Über die Art und Weise des richtigen Einkaufens, Zubereitens und Essens der Nahrung gibt es unzählige Bücher voller Weisheiten und Berechnungen, Ansichten und Überzeugungen.

Selbst wenn man zugesteht, daß nicht jede Ernährungsphilosophie für jeden richtig ist, muß man zu dem Schluß kommen, daß es nur deshalb so viele Ernährungsbücher geben kann, weil sie nicht funktionieren. So löblich die Absicht hinter manchen sein mag und so gelehrt auch der Inhalt, etwas am Prinzip dieser Ernährungsratgeber verurteilt sie zum Scheitern.

Wir wollen sogar noch weiter gehen und behaupten:

- *Die Mehrzahl aller Diätbücher ist schädlich.*

Regeln in der Praxis meist undurchführbar

Die Regeln und Vorgaben, die in den meisten Ernährungsratgebern dargelegt sind, lassen sich vielleicht noch im Urlaub oder bei einer Kur verwirklichen; im Alltag sind sie nicht durchführbar. Das Schlimme daran, wenn man einmal etwas als richtig anerkannt hat, es aber nicht verwirklichen kann, sind die unvermeidlichen Schuldgefühle, die man sich selbst und/oder der Familie gegenüber entwickelt.
Wenn man weiß, daß eine der Voraussetzungen für eine gesunde Verdauung ein gewisses Maß an Entspannung ist, dann muß es einleuchten, daß man sich unter Streß so »richtig« ernähren kann, wie man will – und doch nur wenig damit erreicht. Unter Streß verhält sich der Körper so, als ob man auf der Flucht oder in einen Kampf verwickelt wäre. In einer solchen sogenannten Kampf-oder-Flucht-Situation wäre es sicher recht unerwünscht, wenn man plötzlich einen Busch aufsuchen müßte. Die gesamte Verdauung wird in eine Warteschleife geschickt. Deshalb leiden viele Menschen, die sich zwar richtig ernähren, aber den Alltag in Streß verbringen, unter chronischer Verstopfung und Blähungen.

Hungerkuren machen magere Knochen

Regelrechtes Hungern hat eine ganze Reihe von schädlichen Wirkungen:
- Mangel an Proteinen, Fetten, Mineralien, Spurenelementen, Vitaminen
- Depression durch kraß abfallenden Blutzuckerspiegel → Abhängigkeitsgefahr
- langfristiger Insulinmangel → Vitamin-D-Mangel
- sinkender Östrogenspiegel

Außerdem wirkt sich Hungern in direkter chemischer Weise als eine Freßkur für die Osteoklasten aus: Durch das Hungern wird der Körper gezwungen, Fett wieder in »brennbare« Zucker umzuwandeln. Im Zusammenhang mit dieser Umwandlung und der nachfolgenden Verbrennung entstehen Gifte *(Ketonkörper)*, die eine Übersäuerung des Körpers bewirken und damit eine Zerstörung von Calciumionen.
Ähnliches bewirkt übrigens eine Ernährung, die insgesamt zu sehr auf »schnellen Zuckern« beruht. Das sind die Nahrungsbomben, die man plötzlich »unbedingt braucht«. Auch diese verursachen eine Übersäuerung und leisten damit der Arbeit der Osteoklasten ungeheuren Vorschub (s. auch *Knochenumbau* in Kapitel 5).

Streß und Schuldgefühle

Ähnlich wie bei den abträglichen Selbstgefühlen, die mit Hungerkuren einhergehen, wird sich wohl auch ein Diät- oder Ernährungsversager kaum als recht lebenswerten Menschen empfinden. Wozu soll sich aber der Knochen eines Menschen aufbauen und verstärken, der sich selbst dessen gar nicht für wert hält?
Dazu kommen die Auswirkungen des Teufelskreises, der sich daraus entwickelt:

Ich mache es nicht richtig
Ich muß es besser machen
Ich mache es doch nie richtig
Ich muß mich entspannen
Ich muß mich besser entspannen
Ich muß auf mich achten
Ich achte nicht richtig auf mich
Ich muß besser auf mich achten
Ich kann ja gar nichts richtig
Nicht einmal auf mich achten kann ich richtig
Ich bin es ja nicht wert, daß ich auf mich achte
Ich kann ja nicht einmal auf mich achten
Ist ja doch alles scheißegal

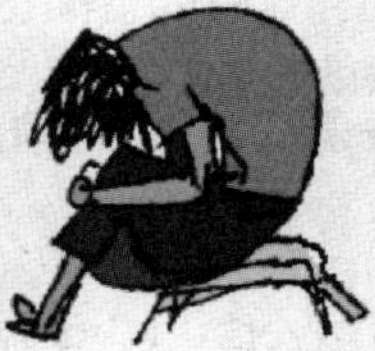

Wer dagegen dann ißt, wenn er Hunger hat – evtl. sogar erst irgendwann am Vormittag, und sich auch dann Zeit für seinen Stuhlgang nimmt, wenn der Mastdarm sich meldet, ist für eine reibungslose Verdauung nicht mehr von äußeren Reizen wie Nikotin oder Kaffee abhängig.

Persönlicher Rhythmus wichtiger

Wenn man sich dagegen nach dem pflicht- und ernährungsbewußten Frühstück keine Zeit zum Verdauen gönnt, sitzt das »gesunde« Müsli wie ein Stein in einem ohnehin überlasteten Verdauungstrakt und gärt munter vor sich hin.
Es ist der persönliche Rhythmus, den wir wieder finden müssen, anstatt des »Richtig-machen«-Wollens. Unsere Herzfrequenz ist wichtiger als die Taktfrequenz unseres neuesten Laptops.

Heilmittel Lebensfreude

Das Essen sollte Freude bereiten und nicht in einen Gesundheitsstreß ausarten. Dieses Motto basiert auf gezielten Beobachtungen und der nachgewiesenen Wirkung, die das Heilmittel Lebensfreude für die Qualität Ihrer Knochen besitzt.

Unverbildetes Nahrungsgefühl

Von Kleinkindern weiß man, daß sie immer nach derjenigen Nahrung fragen, die gerade für sie richtig ist. Das ursprüngliche, unverbildete Gefühl für die Nahrungsaufnahme ist also richtig. Leider geschehen bald Einbrüche in diese selbstregulierende Ordnung. Das Kind muß »essen, was auf den Tisch kommt«, oder das, was es bis gestern »doch so gerne mochte« und heute plötzlich nicht mehr anrührt.
Im weiteren Leben wird dieses gesunde Gefühl für die eigenen Bedürfnisse noch auf viele andere Arten verbildet. Trotz vielfältiger psychologischer Deutungen ist die Mehrzahl dieser Störungen unter dem Begriff der Sucht zu betrachten.

Differenzierung gegenüber Sucht

Es gilt also, zwischen dem gesunden Bedürfnis nach einer Substanz und der Sucht danach zu unterscheiden. Eine Sucht wird nach den Erfahrungen des weltweit erfolgreichsten Suchtprogramms folgendermaßen definiert:

> »Eine Sucht ist das Bedürfnis nach etwas, welches bewirkt, daß der Betroffene trotz besseren Wissens sich fortlaufend auf eine Weise verhält, die ihm selbst schadet.«

Der Sucht liegt im Prinzip ein Erlebnis zugrunde, bei dem der/die Betreffende durch den Kontakt mit dem Objekt der Sucht (etwas oder jemand) ein »Gefühl« erlebt, das er in der Folge immer wieder herzustellen versucht, jedoch ohne Erfolg. Das Bedürfnis wird immer größer, der Erfolg immer geringer.

Alkohol, Menschen, die sich verweigern, Marathonlauf, Einkaufswahn, Sex, Schokolade, Zigaretten und vieles mehr sind alle auf ihre Weise *mögliche* Objekte einer Sucht. Am Ende betrügt oder stiehlt der Süchtige sogar, um an das Objekt seiner Sucht heranzukommen. Aber der am meisten Betrogene ist immer der Süchtige selbst.

Wer sich selbst immer wieder verspricht, mit dem Rauchen aufzuhören oder am nächsten Wochenende nur zwei Bier zu trinken oder am Schokoriegel vorbeizugehen, ohne ihn zu kaufen, und die guten Vorsätze dann mit irgendeiner Selbstlüge verdrängt, hat sicher auch das unverbildete Nahrungsgefühl verloren, von dem weiter oben die Rede war. Und in diesem Sinne sind die meisten Menschen nicht mehr Herr ihres Eßverhaltens.

Irgendwann gibt es im Leben vieler Menschen einen Moment, wo das gesunde Gefühl: »Das tut mir jetzt nicht gut, also esse ich es nicht« verlorengegangen ist. Irgendwann ist der Kontakt zu sich selbst abgerissen. Sonst bräuchten wir nicht die Tausende Diätbücher und Ernährungsratgeber. Daß die kommerzialisierte Ernährungskultur in großem Maße zu dieser Situation beigetragen hat, scheint gesichert, und eine kommerzialisierte Gesundheits-Diätkultur kann sie nicht beheben.

Die Calciumzufuhr

Calciumzufuhr ohne Belastung wenig sinnvoll

Calciumzufuhr für den Knochen hat nur Sinn, wenn sie mit Bewegung kombiniert ist. Zwar kann sich nicht jeder in gleichem Maß bewegen, und das ist auch gar nicht gefordert. Die Signalwirkung von Bewegung und Belastung ist der entscheidende Punkt. Näheres darüber im nächsten Kapitel, *Bewegung*.

Tageszeit der Calciumeinnahme wichtig

Seit mehreren Jahren steht fest, daß nachts der Calciumspiegel sinkt und gleichzeitig die Osteoklasten nachts aktiver sind. Daher wird zur Osteoporose-Prävention empfohlen, Calciumpräparate teilweise spätabends einzunehmen, um diesem leichten nächtlichen Abfall des Calciumspiegels mit dadurch angeregtem Knochenabbau entgegenzuwirken. Neue Untersuchungen bestätigen diese Zusammenhänge.

Calciummenge nur bis 1500 mg täglich

Auch die Gesamtmenge der täglichen Calciumzufuhr ist mit Vernunft zu handhaben. Dazu gelten zwei Beobachtungen: Zum einen läßt sich der Körper bis zu einem gewissen Grad zu einer höheren Calciumaufnahme »erziehen«. Andererseits gibt es einen absoluten Schwellenwert von täglich 1500 mg. Calciumzufuhr, die über diesen Grenzwert hinausgeht, hat wahrscheinlich keinen Einfluß auf die körpereigene Calciumverwertung.

Dosis höchstens 500 mg auf einmal

Als höchste sinnvolle Einzeldosis bei der Calciumzufuhr haben sich 500 mg erwiesen. Höhere Mengen auf einmal zu geben hat geringen Wert. Im besten Fall vermag es vielleicht ein Übermaß an Konkurrenzstoffen der Calciumaufnahme zu binden.

Calciumpräparate werden am besten aufgenommen, wenn man sie zwischen den Mahlzeiten einnimmt. Bei Calciumbrausetabletten höherer Dosierung sollte man die Brause über den Tag verteilt trinken. Eine Ausnahme bilden allerdings Zubereitungen mit Calciumcarbonat, das bei fehlender Magensäure nur schlecht resorbiert wird und daher während oder nach einer Mahlzeit eingenommen werden muß.

Schwangere und stillende Frauen

Die Prozesse im Zusammenhang mit Schwangerschaft und Stillzeit, die den Knochen und den Calciumhaushalt betreffen, wurden bereits in den Kapiteln 4 und 6 angesprochen. Während der Stillzeit braucht eine Frau täglich 160 bis 300 mg Calciumionen allein für die Milchbildung. Der bei gesunden Frauen während der Stillzeit beobachtete, akute verstärkte Knochenabbau geht nach dem Abstillen und Wiedereinsetzen der Menstruation schnell vollständig zurück.

Um diese Regenerationsfähigkeit und nachfolgende Stärkung des Knochens zu gewährleisten, ist eine erhöhte Calciumzufuhr zu empfehlen, und zwar täglich 1200 mg, bei sehr jungen Müttern sogar bis zu 1500 mg. Dieser Wert setzt natürlich einen ansonsten guten Allgemein- und Ernährungszustand voraus. Unterernährte Frauen haben oft grundsätzlich eine schlechte Calciumbilanz und sollten deshalb noch entsprechend mehr Calcium zuführen.

Mit »unterernährt« sind übrigens nicht nur Frauen gemeint, die vor lauter Armut nichts zu essen haben, sondern auch solche, die unter Bulimie (Freßsucht) oder Anorexia (Magersucht) leiden. Wer immer schlanker sein will, ist süchtig nach seiner eigenen Schlankheit, da sollte man nichts beschönigen. Abgesehen davon ist die Östrogenproduktion bei mageren Frauen gestört, und das beeinträchtigt bekanntlich den Knochenstoffwechsel.

Ist Osteoporose eine Krankheit der Jugend?

Manche Osteoporose-Spezialisten nennen die Osteoporose eine Krankheit der Jugend, denn sie sind davon überzeugt, daß alle Weichen für die Qualität des Knochens in Kindheit und Jugend gestellt werden. Diese Einstellung ist sicher richtig, die entsprechenden Arbeiten aber sind leider noch unzureichend.
So hat man im Rahmen einer dreijährigen Studie festgestellt, daß bei vorpubertären Mädchen und Jungen eine tägliche Zufuhr von 500 bis 1000 mg Calciumionen zusätzlich zur normalen Calciumzufuhr mit der Nahrung die Knochenbildung steigert. Ob die Wirkung nach Behandlungsende anhält und schließlich auch zu einer besseren maximalen Knochenmasse im Erwachsenenalter führt, das wurde nicht eingehend untersucht.
Bei dieser Studie wurde auch nicht verglichen, ob die Knochendichte bei körperlich aktiven Jugendlichen besser aufgebaut wurde als bei passiven. Und es fanden keine weiterführenden Untersuchungen darüber statt, wie es den aktiveren unter den Jugendlichen als jungen Erwachsenen im Vergleich zu den bewegungsfaulen erging.

Wechselwirkungen mit anderen Stoffen

Wenn man die Calciumzufuhr zwischen den Mahlzeiten vornimmt, besteht weniger Gefahr von Wechselwirkungen. Ansonsten sollten u. a. folgende Zusammenhänge bedacht werden:
Durch bestimmte Calciumpräparate oder Milch kann die Eisenaufnahme um bis zu 50 Prozent verringert werden. Lang-

fristiger Eisenmangel gefährdet das Gleichgewicht der Blutbildung und damit auch die Versorgung des blutbildenden Knochenmarks. Präparate mit Calciumcitrat oder Ascorbinsäure fördern dagegen die Eisenaufnahme.
Bei einigen Arzneimitteln sind seit langem die Wechselwirkungen mit Calcium bekannt: Bei gleichzeitiger Einnahme von Calcium und Tetracyclinen (Antibiotika, die gerne bei Hautproblemen wie z. B. Akne verschrieben werden) wird die Aufnahme des Antibiotikums verringert.

Die Calciumresorption

Die sogenannte *Resorption* einer Substanz ist die Aufnahme dieser Substanz in den Blutstrom bzw. in andere körperinterne Systeme. Im Zusammenhang mit Calcium betrifft sie die Aufnahme durch den Darm in das Blut.

> Calciumaufnahme aus der Nahrung nur 30–40 Prozent

Der Körper benötigt ein Mehrfaches seines Bedarfs an Calcium in der Nahrung, da Calcium nur zu 30–40 Prozent aus der Nahrung aufgenommen werden kann. Der Rest wird an Eiweiße gebunden. Dadurch entstehen Verbindungen, die der Darm nicht mehr in den Blutstrom einschleusen kann.
Darüber hinaus gibt es Konkurrenzstoffe, die zwar getrennt von Calcium in den Blutstrom gelangen, dann aber im Rahmen des Stoffwechsels Calcium derart »in Beschlag nehmen«, daß die sogenannte *Bioverfügbarkeit* in solchen Fällen sehr gering ist.
Calcium hat während seiner Verweildauer im Körper auf jedem Schritt mit anderen Stoffen und vielfältigen Systemen zu tun. Es geht mit vielen anderen Stoffen eine Wech-

> Calcium ist nicht gleich Calcium

selwirkung ein. Doch auch die Verbindungsstoffe von Calcium spielen bei derartigen Wechselwirkungen eine größere Rolle. Die Verbindungen können fertig »geliefert« werden, wie in bestimmten Nährstoffen oder Calciumpräparaten, oder werden erst im Laufe der Nahrungsaufnahme gebildet.

Je nach den Umständen können die Verbindungsstoffe nützen, schaden oder gleichgültig sein. Und selbst dafür gelten wieder unterschiedliche Zusammenhänge, je nachdem welche Station der Calciumreise durch den Körper man betrachtet.

Übliche Calciumverbindungen

Die bekannteren Calciumverbindungen sind Calciumraktat, -gluconat, -citrat, -carbonat, -phosphat und -orotat. Jede Verbindung hat ihre Vorteile, aber auch ihre Unverträglichkeiten. Davon sind die wichtigsten:

Carbonate

Calciumcarbonate haben den höchsten Calciumgehalt (40 Prozent) und sind sehr gut löslich, solange die Magensäureproduktion in Ordnung ist. Daher können sie für ältere Menschen manchmal weniger geeignet sein, es sei denn, sie werden in Verbindung mit sauren Getränken wie Orangensaft eingenommen.

Laktate

Werden für orale Präparate benützt, haben aber mit 13 Prozent einen geringeren Calciumgehalt als Carbonate.

Citrate
Calciumcitrate sind optimal für Menschen mit schwächerer Magensäurebildung. In Flüssigkeit aufgelöst, eignen sie sich daher vermutlich am besten für ältere Menschen und für Menschen mit allgemein niedriger Nahrungszufuhr (und damit verringerter Magensäureproduktion).

Citratmalat
Am besten scheint das Calciumcitratmalat (CCM) abzuschneiden, das oft Fruchtsäften zugesetzt wird. Seine Bioverfügbarkeit liegt wesentlich höher als die anderer Calciumverbindungen. Ein weiterer Vorteil liegt in der zusätzlichen Förderung der Eisenaufnahme (gerade für Frauen wichtig).

Gluconate
Diese Form der Calciumverbindung (Calciumgehalt 9 Prozent) wird meist in Injektionslösungen benützt, in Trinkampullen oder in Brausetabletten, d. h. in Formen, die bereits flüssig sind oder sich sehr schnell lösen sollen.

Phosphate
Calciumphosphate sind ebenfalls bei intakter Magensäureproduktion gut löslich. Der Nachteil besteht darin, daß nur so viel davon bioverfügbar bleibt, wie bereits im Magen aufgelöst und auch chemisch getrennt wurde. Sobald Calciumphosphat in den Darm gelangt, ist es für den Körper praktisch wertlos. Deshalb kommt man zunehmend von dieser Calciumverbindung ab.

Nicht jeder verträgt Milch
Calciumaufnahme durch Milch ist nicht für jeden ideal, denn aus unterschiedlichen Gründen kommt es bei manchen Menschen zu einer Milchunverträglichkeit. In Europa ist diese Er-

scheinung viel seltener als in Nordamerika, wo viele, besonders Menschen afrikanischer oder asiatischer Herkunft, unter einer sogenannten *Lactoseintoleranz* leiden. Milch wurde dabei sogar zu einem politisch brisanten Thema, denn man warf den Werbekampagnen der Milchindustrie (mit Recht) Diskriminierung vor.
Bei Milchunverträglichkeit sollte unterschieden werden, ob es eine Verdauungsstörung oder eine Allergie ist. Danach sollte man abgrenzen, ob dies nur auf Frischmilch zutrifft oder auf alle Milchprodukte. Zur Calciumzufuhr eignen sich in solchen Fällen Calciumcarbonat oder Calciumcitratverbindungen am besten.

Wirkung anderer Stoffe

Neben dem Calciumgehalt der Nahrung haben auch manche anderen im jeweiligen Lebensmittel enthaltenen Substanzen ihre Auswirkungen auf die Calciumaufnahme.

Manche Nahrungsmittel hemmen Calciumaufnahme

Die Aufnahme von Calcium wird beispielsweise durch Oxalsäure gehemmt, die in Spinat, Brot, Kartoffeln und Tee enthalten ist. Auch Phytin, das besonders in den Schalen von Vollkorngetreide vorhanden ist, bildet Calciumsalze, die nur schwer in den Körper aufgenommen werden können. Deshalb sollten die meisten Calciumpräparate etwa eine Stunde vor oder nach den Mahlzeiten eingenommen werden (Ausnahme Calciumcitrat). Damit soll verhindert werden, daß das Calcium mit anderen Stoffen Verbindungen eingeht, die nicht mehr ins Blut aufgenommen werden können.
Auch Phosphate spielen eine bedeutende Rolle bei der Aufnahme von Nahrungscalcium. Normalerweise werden Phos-

phate einseitig als Calciumräuber dargestellt. Das entspricht allerdings nicht den Tatsachen. Phosphate sind gemeinsam mit Calcium sogar unter den wichtigsten Knochenbaustoffen. Eine radikale Phosphatunterversorgung würde ebenso zum Abbau von Knochenmasse führen wie ein Calciummangel im Blut. Eine optimale Calciumaufnahme setzt man bei einem Calcium-Phosphat-Verhältnis von 2:1 an.

Aufnahme von Calcium aus der Nahrung mitbestimmt durch Phosphatzufuhr

Zur Zufuhr gilt, daß eine gleichzeitige Aufnahme stark phosphathaltiger Nahrung zur Folge hat, daß ein großer Teil des Calciums frühzeitig mit dem Phosphat eine Bindung eingeht. Calciumphosphat ist jedoch im Körper kaum mehr löslich und kann die Darmschleimhaut nicht mehr passieren. Folglich ist das derart gebundene Calcium vom Körper praktisch nicht mehr verwertbar und wird mit dem Stuhl ausgeschieden.

Dadurch erklärt sich unter anderem, daß man empfiehlt, Calciumpräparate zwischen den Mahlzeiten und in häufigeren kleineren Gaben zu nehmen.

Dies soll nicht als Aufruf zur Völlerei mißverstanden werden, sondern als Warnung vor der Gewohnheit, alles *»LITE«* zu nehmen. Sogar schon eine extrem cholesterinarme Ernährung kann dem Calciumhaushalt und dem Knochenstoffwechsel schaden. Denn Fett ist nötig zur Herstellung aller Vitamin-D-Vorstufen, die nicht künstlich zugeführt werden. Zur Aufnahme von Calcium im Darm wie auch zum Einbau von Calcium in den Knochen braucht der Körper aber Vitamin D. Zur Calciumzufuhr empfehlen wir also beispielsweise normalfette Milch (sofern Sie nicht unter einer Milchunverträglichkeit leiden). Auch vollkommene Vegetarier, obwohl sie in

Fettarme Ernährung schadet Calciumaufnahme und Calciumeinbau in den Knochen

anderer Hinsicht gegen Osteoporose besser gefeit sind, müssen darauf achten, daß sie ausreichend Bausteine zur Herstellung von 7-Dehydrocholesterol, der ersten Vorstufe von Vitamin D, zu sich nehmen. Wenn der Körper das Material zur Herstellung von Vitamin D, nämlich Fette, nicht besitzt (oder dieses nicht künstlich zugeführt wird), kann er das Calcium weder aus der Nahrung aufnehmen noch in den Knochen einbauen.

Ernährungssünden

Anstelle einer Liste von Verboten, die den einzelnen doch nicht seiner Verantwortung entheben, wollen wir das Prinzip hinter den Ernährungssünden beleuchten. Im Abschnitt *Heilmittel Lebensfreude* wurde bereits die zugrundeliegende Ursache der wirklichen Ernährungssünden erläutert: das Handeln gegen das eigene Wohl – trotz besseren Wissens.

Wer wirklich auf seinen Körper hört, wird beispielsweise nicht plötzlich ein solches Tief erreichen, das er nur noch mit einer massiven Dosis irgendeiner schwer zuckerhaltigen »Bombe« beheben kann. Hilft man sich selbst oft genug auf diese Weise, entgleist die körpereigene Regulation, und die Folge kann ein massives Übergewicht sein.

Hier besteht die große Gefahr der Verurteilung, und dies soll mit diesen Zeilen keineswegs geschehen. Aus diesen Empfehlungen soll kein »Du bist nicht gesund, weil du dieses oder jenes Fehlverhaltens schuldig bist« abgeleitet werden. Selbstverantwortung ist das Thema und nicht Gerichthalten.

Falscher Energienotruf

Statt dessen soll hier der Mechanismus einer solchen »Bombe« kurz erklärt werden, weil er demonstriert, wie gut es der Körper an sich mit uns meint:

In Zeiten des Energienotfalls hat der Körper die Fähigkeit, auch ohne Zufuhr von Brennstoff aus dem Körpergewebe Brennstoff zu gewinnen. Dazu holt er sich Fett aus den Fettdepots der Leber und wandelt es dort in Zucker um. Wenn jedoch ein solcher Energienotruf nur ausgeschickt wird, weil wir den Energiebedarf unseres Körpers ignoriert haben und dann doch »gerade noch rechtzeitig« etwas in uns hineinstopfen, dann kommt es einerseits zur Zuckergewinnung aus dem herbeigeholten Fett, und andererseits wird auch noch Brennstoff in Form von Nahrung zugeführt. Bis der Körper die Zufuhr von außen registriert, ist es zu spät. Auch der jeweils gerade Fressende merkt zu spät, wann er genug hat, denn die Signale aus dem Verdauungsapparat sind in ihrer Reaktionsgeschwindigkeit nicht auf schaufelweise, sondern auf bissenweise Zufuhr eingestellt.

Einen solchen Teufelskreis zu durchbrechen ist oft sehr schwer. Das Problem der Sucht soll hier nicht salopp abgetan werden. Im Gegenteil, ohne qualifizierte Hilfe sind Versuche, aus dem Karussell der Abhängigkeiten auszusteigen, selten von Erfolg gekrönt. (Siehe auch Referenzadressen im Anhang.)

Faktor Alter

Es ist kein Geheimnis und keine Überraschung, daß das Alter einige greifbare Ernährungsschwächen mit sich bringt, bei manchen mehr, bei manchen weniger. Manche betreffen die Sorgfalt der Zufuhr und manche die körpereigenen Verwertungsfähigkeiten.

Ernährungsmängel des Alters

Die Verdauungsschwächen der älteren Menschen beeinträchtigen nicht nur die Calciumaufnahme. Die Tatsache,

daß die meisten älteren Menschen zu wenig trinken, deutet unter anderem auf eine geschwächte Niere hin. Ein Mangel an Appetit heißt nichts anderes, als daß Leber und Bauchspeicheldrüse weniger Verdauungssäfte produzieren und deshalb ein Bremssignal gegenüber einer »normalen« Menge an Eiweiß, Fett und komplexen Kohlehydraten (Zucker) schicken.
Gegenüber Torten reagiert das System wegen des hohen Zuckergehaltes oft etwas verspätet. Daher rührt besonders die Gefahr des Altersdiabetes, der auch ein Risikofaktor für die Osteoporose ist.

Nahrungsergänzung mit Verstand

Wenn man in höherem Alter Nahrungsergänzungsmittel oder Vitamine zu sich nimmt, sollte man darauf achten, zu welchen Zeiten das Calcium dem Körper zugeführt wird, wie oft und in welchen Verbindungen. Gerade bei allgemein altersgeschwächten Organen sind Überdosierungen leichter möglich.

Bewegung ist das wirksamste Heilmittel gegen Verdauungsschwächen des Alters.

Im nächsten Kapitel wird am Beispiel von Insulin gezeigt, wie eindeutig Bewegung in die Verdauung eingreift. Bewegung ist schließlich auch die wirksamste Therapie gegen fast alle altersbedingten Schwächen des Verdauungsapparates.

11 Bewegung

»Die Todesfälle in Verbindung mit Bewegungsmangel sind etwa in der gleichen Größenordnung wie jene, die durch Zigarettenrauchen verursacht sind.«

Gemeinsame Resolution der
Weltgesundheitsorganisation (WHO)
und des Weltverbandes für
Sportmedizin (FIMS) im April 1994

Outer Space und Inner Space

In der Medizin gibt es trotz aller umwälzenden Fortschritte immer noch eine ganze Reihe von Bereichen, in denen man im dunkeln tappt. Selbst mit Milliardenaufwand hat sich bei Aids, Krebs und multipler Sklerose kein Durchbruch erzwingen lassen. Deshalb beginnt man beispielsweise in der Krebsforschung langsam, neue Denkansätze zu verfolgen, um Licht in das wissenschaftliche Dunkel zu bringen.
Mit Radioteleskopen »sieht« man beinahe unmeßbar schwache Signale aus Millionen von Lichtjahren entfernten Galaxien. Nun weiß man auch, daß die Entartung einer Zelle mit einer Änderung ihrer Signale verbunden sein muß. Also richtet man entsprechende Meßinstrumente anstatt nach »Outer Space« nach »Inner Space« auf der Suche nach rechtzeitigen Warnsignalen, bevor es zu einer massiven Entartung kommt. Ähnliches gilt auch für den Knochen. Man kann Signale aber nicht nur nach außen schicken (Körpersprache), sondern auch nach innen. Aus der Körpersprache nach außen wird

die Körpersprache sich selbst und dem Körper gegenüber. Die Signale an den Körper bestehen vor allem in den Reizen, die er durch Haltung, Belastung und Bewegung vermittelt bekommt.

Seit Jahrtausenden müssen diese Zusammenhänge bekannt sein. Bewegungsspiele (Olympiaden etc.) wurden den Göttern als Geschenke dargebracht. Der Selbstwert, der durch eine körperliche Leistung, durch Schönheit und durch Haltung angeboten wurde, sollte die Götter dazu bewegen, ihr Wohlwollen zu gewähren.

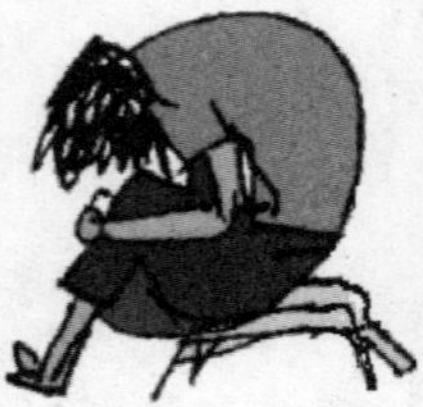

Auch die Bibel spricht davon, daß den Verlierern, wie dieser selbstmitleidig zusammengekauerten Figur, noch genommen werden wird. Das hat nichts mit Ungerechtigkeit zu tun, sondern mit Selbstverantwortung.

Die Haltung spricht Bände

Anstelle der zusammengekauerten und mutlosen Gestalt von oben strahlt die nebenstehende Figur Offenheit, Freudebereitschaft und Lebenskraft aus. Im Gegensatz zur mutlosen Gestalt von oben, die sicher irgendwann eine Osteoporose entwickeln wird, kann man es sich von dieser freudevollen Figur wohl kaum vorstellen. Und das zu Recht. In einer US-amerikanischen Studie an 24 Frauen wurde festgestellt, daß sich bei Depressionen die Knochenmasse verringert. Die Wissenschaftler aus Bethesda im US-Bundesstaat Maryland führen diesen Knochenmasseverlust darauf zurück, daß es durch wiederholte Depressionen zu leicht bis mäßig erhöhten Cortisolspiegeln kommt, die sich nicht mehr auf Normalwerte einpendeln und dadurch eine laufende Verschmälerung der Knochenbälkchen verursachen. Abgesehen davon ist bekannt, daß antidepressive Medikamente die Mineralsalze der Knochen abbauen können.

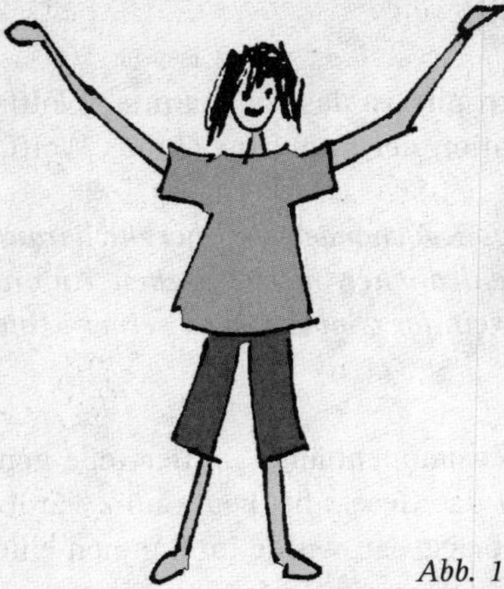

Abb. 15: Lebensfreude

Bezeichnend war dabei auch die Stelle des größten Knochenmineralverlustes, nämlich 13 Prozent im Oberschenkel, und zwar im wesentlichen in der Spongiosa. Mit Östrogenmangel hat diese Situation nichts zu tun, wohl aber mit Bewegungsmangel.
Ausreichende Versorgung, Belastung und Motivation, diese drei Bestandteile entscheiden über die Gesundheit Ihrer Knochen (und sicher auch über vieles mehr). In den Kapiteln 4 und 10 ging es vorwiegend um die ausreichende Versorgung, hier geht es um die richtige Belastung, und in Kapitel 12 wenden wir uns über die Entspannung dem Thema Motivation zu.

Es ist nie zu spät

Seit über 100 Jahren gibt es das sogenannte »Wolffsche Gesetz der Transformation der Knochen« (Julius Wolff, 1892).

Die Stabilität des Knochengewebes beruht darauf, daß es sich den unterschiedlichen mechanischen Anforderungen durch die Fähigkeit der Umverteilung seiner Minerale anpassen kann.

Selbst wenn diese Zusammenhänge mittlerweile genauer erforscht wurden, gilt das Gesetz bis heute und wurde wiederholt durch Studien belegt. So wurde im Rahmen einer Studie an der Hebrew University ein Trainingsprogramm mit verschiedenartigen, dynamischen Kräftigungsübungen für den Knochen entwickelt und auf die Bedürfnisse von Frauen mittleren und höheren Alters zugeschnitten.
Dann wurden 40 Frauen im Alter von 53–74 Jahren ausgewählt, bei denen eine leichte Osteoporose diagnostiziert worden war, mit einem jährlichen Knochenmasseverlust von 2–3 Prozent. Keine der Frauen war vor der Studie körperlich besonders aktiv gewesen. 14 von ihnen nahmen an einem Knochenkräftigungsprogramm teil, das aus drei Trainingseinheiten pro Woche von je 50 Minuten bestand. Davon waren 20 Minuten der Knochenkräftigung der Unterarme gewidmet; die restliche Zeit wurde zu Aufwärm-, Beweglichkeits- und Entspannungsübungen sowie zur Kräftigung von Bauch- und Rückenmuskulatur verwandt. Die Kontrollgruppe von 26 Frauen nahm nicht am Knochenkräftigungsprogramm teil.
Allen Frauen wurde zu drei verschiedenen Zeitpunkten die Knochendichte am handgelenknahen Ende des Unterarms gemessen, und zwar ein Jahr vor Beginn, zu Beginn und nach Abschluß der Studie.

Am Ende der einjährigen Studie war in der Kontrollgruppe die Knochendichte um weitere zwei Prozent gesunken. In der Übungsgruppe hatte die Knochendichte um etwa vier Prozent zugenommen. Mit einem Jahr Bewegungstherapie war nicht nur der Knochenmasseverlust aufgehalten worden, sondern sogar ein Zuwachs bis zum Status von 18 Monate vorher erreicht worden. Darüber hinaus gingen auch die Rückenschmerzen zurück.
Nach einer anderen Studie mit einer Gruppe osteoporotischer Frauen im Alter von 50–73 Jahren bewirkte schon einfache Gymnastik (Gehen, Laufen, Übungen im Stehen, im Sitzen, im Liegen, im Kriechen und einfache Ballspiele) über jeweils 1 Stunde zweimal in der Woche eine Mineralsalzzunahme der Wirbelsäule um über 5 Prozent im ersten Jahr. Im Gegensatz dazu sank die Mineralisierung bei der nicht trainierenden Kontrollgruppe um 4 Prozent. Daraus errechnet sich ein Unterschied von über 9 Prozent.

Bewegungstherapie keine Einmalpille

Ähnliche Studien in den USA, in Kanada, Großbritannien und Dänemark führten zu vergleichbaren Ergebnissen. Es besteht also kein Zweifel, daß es möglich ist, den Knochenstatus von Frauen nach der Menopause mit entsprechender körperlicher Betätigung zu verbessern. Ein solches Knochentraining kann schon bald zur angenehmen Gewohnheit werden, vor allem, wenn es mit einem Partner oder in der Gruppe absolviert wird. Und sogar Frauen, die körperliche Betätigung nicht gewohnt sind, finden solche Übungen weder besonders anstrengend noch schwierig, vorausgesetzt natürlich, sie werden vorsichtig und schrittweise aufbauend durchgeführt. Knochenkräftigungsübungen sind jedoch keine Osteoporose-

Kurzzeit- bzw. -Einmalbehandlung. Sie müssen vielmehr ein Leben lang regelmäßig beibehalten werden. Denn in Kontrolluntersuchungen wurde festgestellt, daß die Knochendichte wieder zu sinken beginnt, wenn die Übungen nicht kontinuierlich fortgeführt werden.

Systematisches Krafttraining auch im Alter

Aus dem Wolffschen Gesetz folgt auch der zweite Faktor zur Knochenstabilität, der sich aus der Bewegung ergibt: die Einlagerung der Knochensalze (Calcium etc.). Einer breit angelegten neuen Studie zufolge verhindert Krafttraining selbst bei Männern zwischen 65 und 80 den Altersinsulinmangel, der u. a. zur Alterszuckerkrankheit führt.

> … verbessert Calciumaufnahme

Aus den Kapiteln 3 und 4 ist bekannt, daß Insulin nötig ist, damit in der Niere Calcitriol (Vitamin D) hergestellt werden kann. Wenn also selbst in höherem Alter körperliche Belastung den Insulinspiegel noch erhöhen kann, ist gewährleistet, daß die Herstellung der Vitamin-D-Endstufe Calcitriol in der Niere unbeeinträchtigt bleibt und damit die Calciumaufnahme im Darm nicht altersbedingt abnimmt.

Mit Knochendichtemessung anstelle einer Messung des Insulinspiegels wurde eine weitere Gruppe von Frauen untersucht, die ihr Klimakterium mindestens zwei Jahre hinter sich hatten und unter einem massiven Knochenmasseverlust (»Fast loser«) litten.

> … verbessert Calciumeinlagerung

Das Trainingsprogramm über sechs Monate bestand aus zwei Übungseinheiten mit je 45 Minuten systematischen Krafttrainings pro Woche. Bereits nach sechs Monaten wurde bei den trainierenden Frauen ein Stillstand des Knochenmasseverlustes festgestellt, während bei der Kontrollgruppe die Knochendichte um weitere 4–11 Prozent abgenommen hatte.

Belastungsimpulse, selbst wenn Bewegungstherapie unmöglich ist

Das Wolffsche Gesetz behält auch seine Gültigkeit, wenn die Knochendichte so gering ist, daß man von Belastung abraten muß, also auch von Bewegungstherapie. Seit neuestem gibt es einen Therapieansatz, mit dem selbst in solchen Fällen dennoch Belastungsimpulse auf den Knochen ausgeübt werden können. Dadurch ist es möglich, schon in wenigen Wochen einen beachtenswerten Zuwachs an Knochendichte zu erzielen. Nach einer gewissen Zeit ist der Betroffene dann auch wieder zur Bewegungstherapie in der Lage. Denn dauerhafter Ersatz für Bewegung darf ein solches Gerät niemals sein. Fragen Sie also Ihren Therapeuten, oder wenden Sie sich diesbezüglich an die Autoren.

Bewegung ist Leben

Bewegung als zentrale therapeutische Idee bedarf keiner Rechtfertigung, denn Bewegung ist Leben. Jede Zelle bewegt sich. Jede Substanz innerhalb des Körpers bewegt sich. Sogar jeder Stein bewegt sich. Wenn wir von »lebendig« sprechen, dann meinen wir Bewegung.

»Der rührt sich ja gar nicht mehr« bedeutet: »Der ist tot.« Leben und Lebensenergie dagegen sind Bewegung und drücken sich aus in Bewegung.

Besonders im Rahmen naturheilkundlicher Ansätze

Gerade in der Naturheilkunde spricht man von einem Säftefluß und Leitbahnen, von Informationsvermittlung und von gestauter bzw. ins Stocken geratener Energie. Die Situation am Ende dieses Jahrhundert ist paradox: Einerseits scheint alles schneller zu gehen, Kommunikation läuft mit annähernder Lichtgeschwindigkeit und Transport mit mehrfacher Schallgeschwindigkeit ab; andererseits aber greift Bewegungsmangel epidemisch um sich. Das Ergebnis sind mehr chronisch-degenerative Erkrankungen als je zuvor.

> Leben ist bewegungsarm geworden

Das Leben in unserer heutigen Gesellschaft ist bewegungsarm geworden. Dadurch sind die für die Funktionserhaltung der Organe notwendigen minimalen Reize geschwächt. Mangel an Bewegung und Tätigkeiten mit einseitiger Muskelspannung führen gleichzeitig zur Verdickung und Verhärtung der überbeanspruchten und zum Schwinden der weniger benützten Muskeln. Ein derartiges Ungleichgewicht bedeutet eine dauernde Fehlspannung an den betroffenen Gelenken. Als Folge kommt es oft zur Reizung der Gelenkkapsel und zu Schmerzen in der verkürzten Muskulatur.
Diese Situation führt zu den chronischen Beschwerden des Haltungs- und Bewegungsapparates und damit zu einem Teufelskreis, der viele unter uns von einer regelmäßigen und vor allem freudevollen Bewegung abhält.
Viele unserer »modernen« Funktionsstörungen, Befindlichkeitsstörungen und der sogenannten »psychischen« Leidenszustände sind im Grunde durch einen Bewegungsmangel verursacht. Seit dem Ende des vorigen Jahrhunderts weiß man, daß für die Aufrechterhaltung von Organfunktionen ein bestimmtes Ausmaß an Reizen notwendig ist. Zuwenig macht ebenso krank wie zuviel.

> Bewegungsmangel ist die Ursache vieler Zeitkrankheiten

Seit den 50er Jahren ist auch in diesem Jahrhundert der positive Effekt körperlicher Aktivität zur Vorbeugung gegen Herzkrankheiten und ihre Risikofaktoren erneut belegt. Bewegungstherapie wird auch innerhalb der Schulmedizin nicht mehr nur als mechanische Maßnahme zugunsten des Bewegungsapparates gesehen, sondern ist sogar bei inneren Krankheiten in den Blickpunkt wissenschaftlichen Interesses gerückt.

Ganz bedeutend sind hier die Herzinfarkt-Therapiekonzepte des kalifornischen Arztes Dean Ornish geworden: *Ernährung, Bewegung und Entspannung* sind die drei Säulen seines erfolgreichen Konzeptes. Verblüffenderweise wissen wenige, daß diese therapeutischen Ansätze bereits über 120 Jahre alt sind. Damals wurde zum ersten Mal in der Zeit moderner Wissenschaft mit schwerkranken Herzpatienten systematisches körperliches Training durchgeführt. Mittlerweile wird Bewegungstherapie bei Bluthochdruck, bei Lungenerkrankungen, bei Fettsucht, bei rheumatischen Erkrankungen und neuerdings auch zur Stärkung des Immunsystems empfohlen.

Besonders in den letzten Jahren rückt in den Industrienationen bei der Entstehung der Osteoporose der allgemeine Elastizitätsverlust mehr in den Vordergrund. Dadurch, daß die meisten Menschen sitzende Tätigkeiten ohne Ausgleich ausüben, kommt es zur Verminderung der Muskelkraft, zu chronischem Verlust der Stoßdämpferfunktion der Gelenke (mangelnde Versorgung). Parallel dazu wird immer mehr kollagenes Bindegewebe abgebaut; die durch Untätigkeit überforderten Sehnen und Muskeln verdicken und verkürzen sich: Es entsteht ein *Teufelskreis des Elastizitätsverlustes.*

> **Das Tempo des Knochenabbaus wird schon früh bestimmt**

Das Altern beschränkt sich aber nicht nur auf Muskulatur und Gelenkknorpel, sondern erfaßt auch das Knochengewebe, denn der knochenaufbauende Reiz der gesamten Rumpfmuskulatur im *rhythmischen Wechsel zwischen Anspannung und Entspannung* ist oft viel zu gering.
Der Trainingszustand des einzelnen und nicht die Jahre beeinflussen die Leistungsfähigkeit und Gesundheit bis ins hohe Alter. In einem guten Trainingszustand kann ein 60jähriger in seinem Leistungsvermögen durchaus einem 40jährigen gleichgesetzt werden.
Daher kann man getrost folgenden scheinbar unlogischen Merksatz beherzigen:

Ein 40jähriger kann 20 Jahre 40, und
ein 50jähriger kann 30 Jahre 50 bleiben.

Chronisch überforderte Muskelgruppen reagieren auf die Überbelastung durch Verdickung und Verkürzung. Die Folge ist eine Bewegungseinschränkung, die nur durch gezielte Bewegungstherapie zu beheben ist, durch wiederholte und gezielte Dehnung.

Frauen vor 1700 Jahren ohne Osteoporose …

Darüber, daß sich im Laufe der Zivilisation viel geändert hat, besteht kein Zweifel. Dies belegt auch eine archäologisch-anthropologische Studie über die Knochendichte der letzten 1700 Jahre, die sowohl interessante Unterschiede wie auch verblüffende Übereinstimmungen ergab. So war vor 1700 Jahren die Knochendichte bei allen über 20jährigen höher als heute. Die Unterschiede bei Männern waren nicht stark ausgeprägt. Bei Frauen dagegen war die Verknüpfung der Knochenbälkchen damals dichter als heute.
Bei Personen höheren sozialen Ranges traten allerdings die

gleichen knochengefährdenden Veränderungen auf wie bei der heutigen Bevölkerung: ein vergleichsweise niedrigeres Knochenvolumen bei schlechter Verknüpfung der Knochenbälkchen.

... außer sie waren höheren Ranges

Sicher haben sich damals wohlhabendere Personen nicht schlechter ernährt als arme; beide hatten zu jener Zeit keine Gelegenheit, zu lange vor dem Bildschirm zu sitzen. Der wirklich kritische Unterschied war, daß die Oberschicht andere für sich arbeiten ließ und sich Kutschen und Pferde leisten konnte, während die Allgemeinbevölkerung zu Fuß gehen mußte, Feldarbeit leisten mußte usw. Mit anderen Worten: Bewegung und Bewegungsmangel machten auch damals schon den Unterschied.
Auch noch weiter zurückreichende Forschungen bestätigen dieses Ergebnis. Ende 1995 wurde in Wien bei der Untersuchung der Knochen einer Ausgrabungsstätte von vor etwa 4000 Jahren eine vergleichende Knochendichtemessung vorgenommen. Der Unterschied zwischen der Knochendichte der fünf Männer und der vierzehn Frauen betrug dabei nicht mehr als die Ungenauigkeit der Messungen.

Würde *und* regelmäßige Belastung

Eine ähnliche Antwort muß man auf die Frage geben, warum bei Afrikanerinnen Osteoporose viel seltener auftritt als bei Weißen und Asiatinnen? Stellen Sie sich eine aufrecht und würdevoll gehende Afrikanerin vor, mit einer Last, die sie auf dem Kopf trägt, ohne dadurch gebückt zu sein.
Betrachten Sie dazu das nachfolgende Bild. Denken Sie einmal nach über Begriffe wie Haltung und Würde. Das hat mit Verherrlichung primitiver Kulturen oder dem »edlen Wilden«

nichts zu tun, sondern vielmehr mit regelmäßiger Belastung. Deshalb werden Sie später in diesem Kapitel innerhalb der Vorschläge für ein Yoga-Osteoporose-Programm den Kopfstand finden.

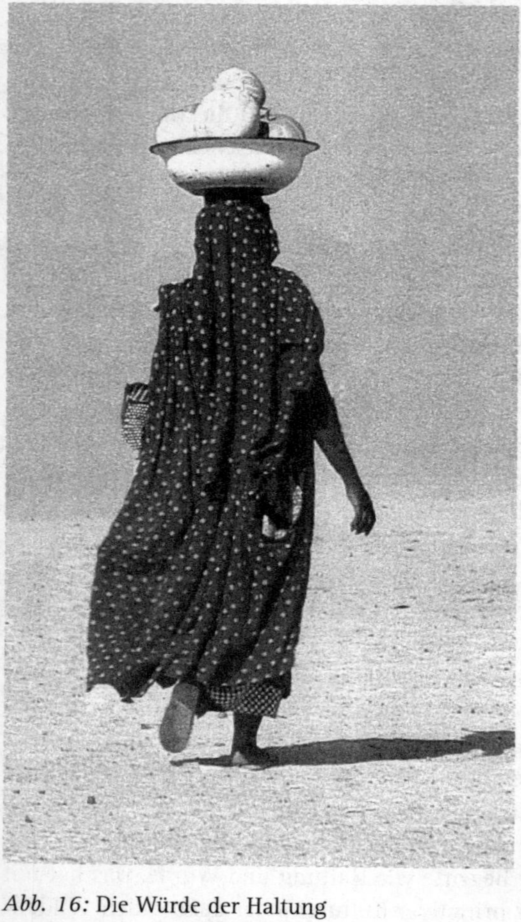

Abb. 16: Die Würde der Haltung

Bewegungstherapie schon in der Antike

Auch in der Antike war Bewegung fester Bestandteil vieler therapeutischer Konzepte. Zu den frühesten Formen der Bewegungstherapie gehörten Atemübungen, wie sie in den altchinesischen und indischen Schriften von 2800 bzw. 1800 v. Chr. erwähnt sind (Ursprünge des Yoga).

Doch auch in der griechischen (abendländischen) Medizin war das Anhalten des Atems eine beliebte Lungengymnastik, der besonders große Bedeutung zugeschrieben wurde.

Erste Fitneßmaschine von Hippokrates

Hippokrates entwickelte bereits vor 2500 Jahren die erste Fitneßmaschine, seine sogenannte »Bank des Hippokrates«. Sein therapeutisches Motto mäßiger Bewegung wurde bald von Bewegung auf Ernährung ausgedehnt und nach anfänglicher Ablehnung auch von den Ärzten akzeptiert. Mäßige Reize hielten die Ärzte der damaligen Zeit für heilsam.

Durchbruch durch Galen

Der erste dokumentierte Durchbruch im Sinne dieses Buches gelang *Galen* (130–200 n. Chr.), der den deformierten Brustkorb eines Jugendlichen durch systematische Rumpf- und Lungengymnastik bis zu einem normalen Umfang brachte. Er stellte eine effektive Kommunikation mit dem deformierten Knochen her und war in der Lage, diesem über die Belastungsreize der Übungen mitzuteilen, der betreffende junge Mensch würde seinen Brustkorb in voller Größe und Umfang benötigen.

Niedergang mit körperfeindlichem Mönchtum

Da das antike Wissensgut letztlich über über die Handschriften der mittelalterlichen Klöster weitergegeben wurde, gab es in der Medizin bald kein systematisches körperliches Training mehr. In der Medizin der Klöster spielte Bewegungstherapie keine Rolle, denn das Mönchtum war körperfeindlich.

Die Geburt der modernen Physiologie

Erst mit Ende des 16. Jahrhunderts erinnerte man sich sowohl in der Kunst wie auch in der Medizin wieder der Bewegung. Friedrich *Hoffmann* (1660–1742) war davon überzeugt, daß »der Einfluß der Bewegung so stark sei, daß man sie über die besten Medikamente zur Verhütung und Heilung von Krankheiten stellen muß«.
Von dort bis zur »medizinischen und chirurgischen Gymnastik« von Clemens Josef *Tissot* (1780), wo es um den Wechsel zwischen Anspannung und Entspannung ging, war es nur noch ein kleiner Schritt.
In späteren Jahrhunderten fiel dieser vorausschauende Ansatz zumindest in Deutschland zeitweilig dem Gedanken der »Ertüchtigung« zum Opfer, dem zufolge *nur* die aktive Bewegung gesundheitlichen Wert haben sollte. Parallel dazu schafften Literatur und Philosophie die Basis für das Aufkommen der Naturheilverfahren, die neben der Wassertherapie *(Kneipp)*, der Ernährungstherapie, der Pflanzenheilkunde bis heute die Bewegungstherapie mit einschließen.

Als Mediziner noch Philosophen waren

Immanuel *Kant* (1724–1804) behauptete in seiner Vorlesung über Psychologie, daß »Veränderungen des Körpers Veränderungen der Seele sind und umgekehrt« und daß »in der Seele nichts stattfinden kann, wo der Körper durchs Denken nicht mit affiziert werden sollte«.
Erst 2300 Jahre nach der »Bank des Hippokrates« fand wieder eine Einführung der mechanisch-maschinellen Gymnastik in der Medizin statt, bei der die Muskeln einen genau regulier-

und meßbaren Widerstand überwinden mußten. In der heutigen Physiotherapie ist bekannt, daß jede normale Bewegung ein Zusammenspiel mehrerer Muskeln ist und daß der Ausfall eines Muskels das Gleichgewicht des ganzen Muskelapparates stört. Während man beispielsweise früher bei Knochenbrüchen eine Ruhigstellung bevorzugte, belastet man heute den Körper möglichst früh sowohl passiv wie auch aktiv. Selbst moderne Computer haben – übrigens zu Recht – Einzug in die Physiotherapie gehalten und sorgen dafür, daß sich manche Methoden der Bewegungstherapie so genau differenzieren lassen, wie es sich Hippokrates niemals hätte träumen lassen.

Knochenzellen sprechen miteinander

Doch kann letztlich kein Computer die Feinheiten bemessen, die unsere Knochenzellen selbst wissen und zu vermitteln in der Lage sind. In Kapitel 5 wurden bereits Osteozyten beschrieben und ihre Fortsätze, mit denen sie miteinander verwoben sind und untereinander in Verbindung stehen. Sie tauschen Signale über Zug, Druck und Torsion miteinander aus und auch Signale über die Konsequenzen dieser Belastung.

Dieser Verbund und seine Kommunikationsfähigkeit unterstreichen die Bedeutung von Bewegung und Belastung für die Tragkraft, die Bruchstabilität und die Flexibilität der Knochen. Schließlich sind Bewegung und Belastung der Zweck der Knochen.

Die besten Arten der Bewegung gegen Osteoporose

Empfohlene Leistungssportarten zur Vorbeugung

Zur Vorbeugung gegen Osteoporose sind Radfahren, Skilanglauf und Schwimmen optimale Sportarten. Es ist wichtig, damit anzufangen, solange noch kein Verdacht auf massivere Beeinträchtigung der Knochenqualität oder der allgemeinen Bewegungsfähigkeit besteht.

Ist erst einmal eine Osteoporose vorhanden, empfiehlt es sich, mit diesen Sportarten *in abgewandelter Form zu beginnen.* Anstelle von Radfahren im Freien sollte man beispielsweise mit einem Hometrainer anfangen; Schwimmen sollte zunächst nicht als Konditionssport betrieben, sondern im Warmwasserbecken als Wassergymnastik begonnen werden. Von Skilanglauf ist in diesem Fall abzuraten, sofern man ihn nicht schon einige Zeit betrieben hat. Dann kann man ihn natürlich mit Bedacht fortführen.

Als Vorbeugung sind diese drei Sportarten wunderbar. Im Sinne des erwähnten Zusammenspiels dienen sie nicht nur dazu, eine eventuelle Osteoporose zu vermeiden, sondern tragen zur allgemeinen Erhaltung von Gesundheit und Fitneß bei, für Herz, Kreislauf, Muskeln und Sehnen.

Anmerkungen zum Radfahren

Radfahren ist hervorragend geeignet zur Verbesserung der Kondition und des Gleichgewichtssinnes. Es ist durchaus geeignet als Vorbeugung gegen Osteoporose und auch noch als Therapie, nicht aber für Patient(inn)en, die noch nie auf einem Fahrrad gesessen haben. Wichtig ist es dabei, eine aufrechte Sitzhaltung beizubehalten (Gesundheitslenker), einen gut gefederten Sattel zu haben und selbstverständlich die richtige Sattelhöhe bei richtiger Rahmengröße. Das Gelände sollte möglichst eben sein. Auch gelegentliche Steigungen können, je nach Konditionslage, durchaus sinnvoll sein, doch sind knochenbrecherische Mountainbike-Trecks zu vermeiden.

Anmerkungen zum Skilanglauf

Auch für den Skilanglauf gilt, daß er als Therapie nur dann geeignet ist, wenn man ihn schon beherrscht. Für den Anfänger würde er eine viel zu große Sturzgefahr mit sich bringen.

Für den einigermaßen Geübten ist er ein hervorragendes Konditionstraining mit Betonung auf Armen und Beinen und ohne ruckartige Bewegungen. Dabei besteht die Möglichkeit der langsamen Steigerung in Distanz und Geschwindigkeit. Bei gesunder Knochendichte und ungestörtem Gleichgewichtssinn kann man das Skilanglaufen auch noch in späteren Jahren als Vorbeugung erlernen. Viele Menschen satteln um von der Skiabfahrt zum Skilanglauf, teils aus Belastungsgründen, teils einfach deshalb, weil der Urlaub damit schöner wird und man sich viel Liftstreß erspart.

Anmerkungen zum Schwimmen

Über Schwimmen ist viel Gegensätzliches geschrieben worden. Doch mit gesundem Menschenverstand muß man sich darüber einig sein, daß es ein wunderbares Ausdauer- und Konditionstraining ist.

Um gleich die Kritik vorwegzunehmen: Der direkte Belastungsreiz auf den Knochen ist gering, denn der Auftrieb im Wasser hebt einen Großteil der Schwerkraft auf. Trotzdem bietet das Schwimmen viele positive Bewegungsreize.

Für die Wirbelsäule wird das Rückenschwimmen am meisten empfohlen oder Schwimmen in der Senkrechten (wie beim Wasserball) mit Treten der Beine und Paddeln der Arme.

Schwimmen kann sehr anstrengend sein und sollte von Ungeübten nicht gleich übertrieben werden. Es gilt aber auch hier, was für alle Bewegungsarten wahr ist, bei denen der ganze Körper mit regelmäßiger Atmung belastet wird: Es entwickelt sich – sofern man gerne schwimmt – ein Lebensgefühl, ein Gefühl der Lebendigkeit und des Vertrautwerdens mit dem eigenen Körper (s. auch Margarete Gottschalk, Abb. 14 in Kapitel 8).

Yoga: Beste Vorbeugung und beste Therapie

Die besten Erfahrungen bei der Vorbeugung und Therapie der Osteoporose wurden mit Yoga gemacht. Eine amerikanische Studie hat belegt, daß bei regelmäßiger Übung (3x wöchentlich je 1 Std.) durch Yoga die Knochendichte innerhalb von 2 Jahren um 6 Prozent dauerhaft anwächst. Unter Yoga ist in diesem Fall Hatha-Yoga zu verstehen, diejenige Form von Yoga, die mit ihren Körperübungen die Basis darstellt, um zu höheren Yogaformen vorzudringen. Der Westen hat diese Form von Yoga dankbar übernommen, wohl wissend, welche Wohltaten sich durch die Übungen des Hatha-Yoga auf Körper und Seele erzielen lassen.

Yoga ist mehr als gymnastische Übungen

Diese Übungen sind mehr als fernöstliches Turnen. Durch sie werden vermehrt die inneren Organe durchblutet. Im Gegensatz zur Gymnastik, bei der hauptsächlich die Versorgung der Muskeln angeregt wird, stabilisiert Yoga das Endokrinium, das System der Drüsen, durch Überwindung von Körperblockaden. Der Yogi weiß um diese Blockaden; der Übende im Westen löst sie unbewußt durch die *Asanas* (Übungen) auf. Welche Übungen sich zur Anregung derjenigen inneren Organe, die für den Knochenstoffwechsel am wichtigsten sind, am besten bewährt haben, entnehmen Sie bitte der folgenden Tabelle und den im Anhang angeführten Büchern und Publikationen über Yoga.

Zur Stärkung der inneren Organe haben sich die nachfolgenden Asanas am besten bewährt:

Niere	Kuhgesicht, Drehsitz, Vorübungen zum Pflug, Einbeinige Hocke
Bauchspeicheldrüse	Kuhgesicht, Pflug, Himmelsstreckung, Drehsitz
Alle Drüsen	Kopfstand inkl. aller Varianten bzw. Vorübungen (Vorsicht auf Halswirbelsäule)
Leber	Bootshaltung, Fledermaus, Stirn-Knie-Kuß (sowie alle Übungen zur Stärkung der quergestreiften Bauchmuskulatur)
Schilddrüse	Pflug, Kopfstand, Schulterstand
Weibliche Geschlechtsorgane	Katze, Katzenhaltung

Der Bewegungsapparat unterstützt die inneren Organe; er spricht am besten auf die nächsten Asanas an:

Achillessehne, Unterschenkel, Ischias	Berg, Hund, Katzenhaltung
Brustwirbelsäule, Rücken allgemein	Fledermaus, Eidechse
Gesäß	Umgekehrte Bootshaltung
Lendenwirbelsäule	Einbeinige Hocke, Vorübungen zum Pflug, Katzenhaltung, Umgekehrte Bootshaltung
Arme, Schultern	Gebetshaltung, Hund, Katze
Halswirbelsäule	Umgekehrte Bootshaltung, Katze
Bauchmuskeln, Zwerchfell	Eidechse, Umgekehrte Bootshaltung (sowie alle Übungen zur Stärkung der quergestreiften Bauchmuskulatur)
Hüftgelenk	Einbeinige Hocke

12 Entspannung

»Die meisten der sogenannten ›Zivilisationskrankheiten‹ werden durch unser eigenes Verhalten hervorgerufen. Wir können sie deshalb auch selbst vermeiden und heilen.«

Dean Ornish

Die medizinische Behandlung im Krankheitsfall ist nicht überflüssig, aber dieses Kapitel soll helfen, ein selbstverantwortliches Verhältnis zum eigenen Körper, zur Krankheit und Gesundheit zu entwickeln. Es soll Mut machen, die eigene Gesundheit selbst in die Hand zu nehmen.

Warum Autogenes Training?

»In dem Augenblick, in dem man sich vollkommen auf etwas einläßt, geschehen alle möglichen hilfreichen Dinge, die sich sonst nie ereignet hätten. Ein ganzer Strom von Ereignissen entspringt aus dieser Entscheidung und bringt alle Arten unvorhergesehener Ereignisse und Begegnungen und materieller Hilfen hervor, von denen niemand sich hätte träumen lassen.«

W. H. Murray,
Leiter der schottischen Himalajaexpedition

Eine mögliche Konsequenz der bisherigen Kapitel ist die Überlegung, daß der Mensch sich nicht nur seiner Arme und Beine bewußt werden kann, sondern auch einzelner Zellverbände. Vielleicht mag dies zunächst aufgrund des krassen Unterschiedes zwischen einem sichtbaren Körperteil wie einem Arm und mikroskopisch kleinen Einheiten wie unseren Zellen weit hergeholt erscheinen. Es gibt aber einfache und überschaubare Methoden der Entspannung und Selbstbeeinflussung, deren Wirksamkeit auch auf Zellebene uns gerade wegen ihrer Einfachheit immer wieder verblüfft.

Eine wirksame Entspannungstechnik

Im Westen führen wir unsere modernen Entspannungstechniken meist auf asiatische Philosophien zurück.
Der Berliner Nervenarzt Professor J. H. *Schultz* vermied jedoch bei der Formulierung seines *Autogenen Trainings* jede weltanschauliche Färbung. Manchen Menschen, die sich wohler in den Wogen der heutigen Esoterikwelle fühlen, mag ein solcher fernöstlicher, schamanischer oder sonstwie exotischer Geschmack sogar fehlen. Doch ging es Professor Schultz darum, »ein

- unabhängig vom Kulturkreis anwendbares,
- wissenschaftlich exakt aufgebautes
- psychotherapeutisches Verfahren zur Selbsthilfe«

zu entwickeln.

Hilfe zur Selbsthilfe

Das Wort *Selbst*-Hilfe macht dann auch die Hälfte des Namens aus, der sich aus den griechischen Wörtern *auto* (= selbst) und *genesis* (= Entstehung) zusammensetzt. So einfach das klingt, so bedeutet dieses Konzept doch eine wahre Revolution: Ziel dieses Trainings ist es, eine völlige Entspan-

nung zu erreichen, eine Beherrschung auch derjenigen Körperfunktionen, die sich gewöhnlich unserem bewußten Einfluß entziehen.
Die Voraussetzung für eine solche selbstverantwortliche positive Beeinflussung seelischer und körperlicher Haltungen sind die sechs stufenweise aufeinander aufbauenden Grundübungen. In hartem Kontrast zu Pillen und Elixieren besteht dieser Weg aus Übungen: Bis man in der Lage ist, sich auf eigenen (autogenen) Impuls hin innerlich zu lösen und zu versenken, bis man schließlich Kontrolle erlangt über alle Körperfunktionen und diese steuern gelernt hat, vergehen sicher Monate.

Ein einfaches Programm für komplizierte Leute

Eine solche Aussicht mag zunächst entmutigend erscheinen. Im Vergleich zu Jahrzehnten eingeschränkter Lebensqualität aber sind Monate des Erlernens und im Höchstfall eine halbe Stunde Übung täglich bestimmt der einfachere und garantiert nebenwirkungsfreie Weg. Darüber hinaus stellt das Autogene Training bereits auf der untersten Stufe für viele andere Beschwerden körperlicher oder seelischer Natur eine unermeßliche Hilfe dar. Und indirekt bedeutet eine Hilfe gegen Streß unterschiedlicher Art bereits eine wirksame und konkrete Osteoporose-Vorbeugung.
Denn der Übende lernt, mit seinem Körper per du zu sein und mit jenen Teilen seiner Persönlichkeit und seines Körpers Kontakt aufzunehmen, die ihn zwar ständig beeinflussen, ihm aber nicht bewußt sind.

Autogenes Training als Lebenshilfe

Bereits die Grundübungen des Autogenen Trainings bieten eine praktische Lebenshilfe mit spezifischen Auswirkungen als Osteoporose-Prophylaxe. Je früher man im Leben damit beginnt, desto leichter wird man Schwierigkeiten vieler Art meistern.
Anstatt machtlos oder steuerlos auf dem See unseres Lebens zu treiben, nehmen wir durch Autogenes Training das Ruder wieder in die eigene Hand. Auch die Macht, die wir oft dem Unterbewußtsein und seinen Bildern kampflos überlassen, können wir wiedererlangen. Was uns verborgen bleiben soll, das wird uns auch verborgen bleiben, was wir erkennen können, das zu sehen, haben wir geradezu die Pflicht.

Die Macht der Vorstellungen

Negative Vorstellungen können einen gesunden Menschen an den Rand des Grabes bringen. Positive Erwartungen tragen in unermeßlicher Weise zur Genesung von Millionen von Menschen bei, ungeachtet der Entwertung dieser Tatsache als »Placeboeffekt«. Wie deutlich diese Auswirkung zu beobachten ist, geht aus dem Bericht über folgendes klassische Experiment mit den Studenten einer Pharmakologieklasse hervor:

> »Der Professor sprach über anregende und beruhigende Medikamente, beschrieb ganz genau die zu erwartenden Auswirkungen der beiden auf den Körper. Die Studenten nahmen daraufhin alle entweder eine rosa oder eine blaue Pille, ›den Aufputscher‹ oder ›den Beruhiger‹, und protokollierten gegenseitig ihre Symptome, Blutdruck und Herzfrequenz.

Mehr als die Hälfte der Studenten erlebten genau meßbare körperliche Reaktionen, wie erniedrigten Blutdruck und Herzfrequenz und dergleichen. Alle Symptome stimmten mit denen des eingenommenen ›Medikaments‹ überein. Natürlich hatten die Studenten nur wirkungslose Tabletten erhalten, die durch die Erwartungen der Studenten die geschilderten Auswirkungen hervorriefen.«*

Vorstellungen jeder Art verfügen über eine große Macht. Gerade die positiven können innere Widerstände überwinden und sind in der Lage, ungeahnte Kräfte und Fähigkeiten zu mobilisieren und manchmal sogar Krankheiten wirksamer abzuwenden, als die Medizin es mit greifbaren und meßbaren Mitteln vermag.

Jeder von uns besitzt diese Möglichkeiten. Niemand kann behaupten, daß er oder sie Autogenes Training nicht erlernen kann, nur fällt es manchen leichter als anderen, und manche üben konsequenter als andere. Schließlich ist Autogenes Training einer der zuverlässigsten Wege, zahllose kleine und große Schwierigkeiten des Alltags zu überwinden.

Wie wertvoll sind mir meine regelmäßigen Übungen?

Im Vergleich zu dem Aufwand, der oft für die »richtigen« Zutaten zum Skifahren, zum Fahrradfahren oder gar zum Windsurfing getrieben wird, stellt das Autogene Training geradezu vernachlässigbare Anforderungen (siehe Grafik S. 218).

Ein Geheimnis des Erfolges liegt darin, mit gutem Gewissen seine eigenen Bedürfnisse mit denen anderer (Kinder, Ehemann, sonstige Familienmitglieder, Kollegen, Chef, Kunden etc.) abzustimmen. Wem es gelingt, trotz angeblichen Zeitmangels (Abendessen kochen, Schulaufgaben der Kinder,

* Zitiert in Ornstein/Sobel: a. a. O.

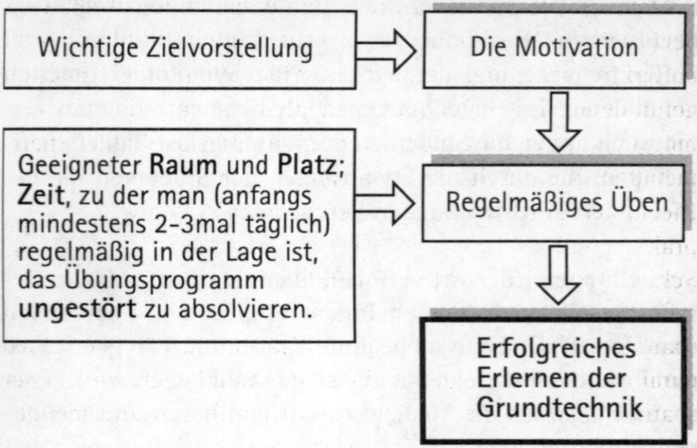

rechtzeitig ins Büro) und trotz laufender Überlastung (zu müde, kann nicht abschalten, schläft gleich ein dabei) die Disziplin zum regelmäßigen Üben aufzubringen, der hat im Grunde schon gewonnen.

Die Grundhaltungen der Entspannung

Es würde dem Begriff der Entspannung natürlich grundsätzlich widersprechen, irgendeine bestimmte Körperhaltung zum Training vorzuschreiben. Müssen hat nichts mit Entspannung zu tun. Manche Menschen sind gerade in derjenigen Körperhaltung in der Lage, alle ihre Muskeln vollkommen zu entspannen, die anderen auf den ersten Blick recht unbequem erscheinen mag.

In der Mehrzahl der Fälle hat sich aber eine der drei klassischen Grundhaltungen (aktive Sitzhaltung, passive Sitzhaltung und Liegehaltung) für das Autogene Training am besten bewährt. Im Zweifelsfalle kann man ruhig seine Haltung so lange abwandeln, bis man die individuell richtige Position gefunden hat. Dann aber empfiehlt es sich, diese Haltung möglichst immer beizubehalten, denn fortlaufende Experimente stehen dem Lernen im Weg.

Regelmäßigkeit ist der Schlüssel zum Erfolg

Die beste Art, Autogenes Training zu praktizieren, ist die regelmäßige. Schwierigkeiten treten öfter bei Menschen auf, die unter massiven Verspannungen leiden oder bereits Schäden am Bewegungsapparat (beispielsweise der Wirbelsäule) haben. Denn eine *ent*spannte Haltung ist für einen sonst an *Ver*spannung gewöhnten Körper zunächst für einige Zeit ungewohnt und deshalb unangenehm. Dann sollte man unbedingt so mit Decken oder Kissen oder Handtuchrollen unterpolstern, bis man sich wirklich ganz entspannen kann. Heldentum und Entspannung widersprechen sich. Sobald man sich jedoch diese Situation vergegenwärtigt, ist man der Lösung schon recht nahe und muß nur noch Geduld mit sich selbst haben. Im Anhang werden wir auch weiterführende Literatur zum Thema Autogenes Training anführen. Damit können Sie sich die Grundlagen entweder selbst aneignen oder (was wir empfehlen würden) das Buch Ihrer Wahl zur Unterstützung des Lernens in einer Gruppe benützen. Suchen Sie sich dazu unbedingt Menschen, mit denen Sie sich wohl fühlen, und einen Lehrer, der Sie in Ihrer Individualität bestätigt (keinen Guru!)

Diese Empfehlung bedeutet nicht, sich von den Umständen des Trainings abhängig zu machen. Entspannung heißt, sich in sich selbst zurückzuziehen, alles loszulassen, was bedrückt, den Alltag und die Umwelt abgleiten zu lassen. Also lernt man eventuell sogar von störender Umgebung.

Dabei ist es vielleicht am wichtigsten, ganz liebevoll mit sich selbst umzugehen und mit seinem eigenen Mangel an Perfektion. Vor allem am Anfang wird das Gehirn von Gedanken, Phantasien und Bildern überflutet werden. Regelrechte Generalproben für bevorstehende Gespräche können in der Vorstellung ablaufen, oder der Hosenbund hat noch nie so gejuckt wie gerade jetzt.

Das Bewerten der eigenen Fehler kann am Anfang mehr ablenken als die Gedanken selbst. Man löst sich von den Gedanken und ihrer Bewertung am besten, indem man sie nicht unterdrückt, sondern sie auf die »Warteschleife« schickt in der Gewißheit, daß man nach der Entspannungsübung wieder viel Zeit zum »Denken« hat und sicher auch besser dazu in der Lage sein wird.

Vom Fremdkörper zum eigenen Körper

Die Konzentration auf den Atem und das Mitzählen der Atemzüge hilft dabei, die Wahrnehmung auf den eigenen Körper und seine Funktionen zu lenken und sie auch dort zu halten. Der Atem ist nur eine von mehreren Funktionen, die ohne unsere bewußte Mitwirkung ablaufen. Ein Teil des Autogenen Trainings zielt darauf ab, diese unbewußten Funktionen so mitzuerleben, als ob sie ohne unsere Konzentration ausbleiben würden.

Das Erlernen des Autogenen Trainings geht nicht von heute auf morgen. Im Laufe der Zeit entwickelt der Übende einen anderen Bezug zu seinem Körper. Der Körper mit all seinen

Schwächen und eventuellen Krankheiten wird liebevoll akzeptiert. Es entsteht eine Achtung und Ehrfurcht vor dem Körper und auch eine Dankbarkeit, die den Weg nach oben öffnet, egal ob man dort Gott, das Universum, das Selbst oder ein Massenbewußtsein sucht. Wir nennen es einfach Kosmos.
Wenn der Übende an diesem Punkt angelangt ist, wo er sich auf seine Weise mit dem (seinem) Kosmos verbinden kann, ist er auch in der Lage, diese Energien für seinen Körper anzuwenden. Alles, was er im Vertrauen auf die göttlichen Kräfte »nach oben« schickt, geht unweigerlich in Erfüllung.

Die Suggestionen

Bei dieser Art von Selbstbehandlung spricht man von *Einflüsterungen* oder *Suggestionen.* Eine Suggestion soll als kurzer, *positiver* Satz gedacht werden und einige Male nach der allgemeinen Entspannung in Gedanken wiederholt werden. Eine Suggestion mit der Aussage »Ich habe keine Kopfschmerzen« ist negativ; sie wird vom Unterbewußten nur als »Kopfschmerzen« verstanden und folgsam mit Kopfschmerzen erfüllt. Die richtige Suggestion wäre in diesem Fall »Mein Kopf ist ganz frei« oder etwas Ähnliches. Wichtig ist dabei das Wissen, daß alles so Gedachte in Erfüllung geht. In Jahrzehnten der Erfahrung hat es sich gezeigt, wie verblüffend positiv der Körper bei körperlichen und seelischen Beschwerden auf diese Suggestionen reagiert.
Die Suggestion sollte mehr beinhalten als nur Worte. Der Übende muß in der Lage sein, sich eine genaue Vorstellung von seinem Wunschbild zu machen, in unserem Falle, wie der betroffene Körperteil im gesunden Zustand aussieht. Deshalb wird mit jedem Patienten ausführlich über seine Krank-

heit gesprochen, und die Suggestionen werden in Wort und bildlicher Vorstellung mit ihm gemeinsam erarbeitet. Dazu bedarf es eines erfahrenen Therapeuten, der mit Geduld und Einfühlungsvermögen den Patienten seine eigene(n) Suggestion(en) finden läßt und ihm keine aufzwingt oder einredet. Die Suggestionssätze sollen aus dem eigenen tiefsten Inneren des Patienten kommen.

Beispiel: Bei einer eitrigen Mandelentzündung soll die Suggestion inhaltlich etwa folgendermaßen lauten:

»Meine Mandeln haben genau die richtige Größe,
sie sind glatt und rosa.«

Während der Patient sich diesen Satz vorsagt, stellt er sich gleichzeitig seine Mandeln glatt, rosa und kleiner vor, als sie in geschwollenem Zustand sind.

Das Prinzip dieser »Selbstbehandlungsmethode« läßt sich auf den ganzen Körper ausdehnen, vorausgesetzt, man übt sich immer wieder in der Entspannung. Ohne Entspannung bleibt die Tür zum Körper verschlossen.

Beispiel: Katharina M., Allergikerin

Katharina M. begleitet ihre Freundin in den Kurs für Autogenes Training, ohne selbst ein besonderes Interesse daran zu haben. Sie hört aufmerksam zu, aber arbeitet von Anfang an nur mit minimalem Engagement mit.

Das ändert sich plötzlich, als die Sprache auf die Suggestionen kommt und damit auf die Heilungserfolge bei den verschiedensten Krankheiten. Sie erzählt, daß sie jedes Jahr zur selben Zeit für mehrere Wochen an einem schrecklichen Heuschnupfen leidet. Am schlimmsten ergeht es ihrer Nase.

Wir erarbeiten gemeinsam die für sie persönlich richtige Suggestion. Wir vermitteln ihr ein genaues Bild davon, wie ihre Nase von innen aussieht und wie sie funktioniert. Sie muß in der Lage sein, sich dieses Bild vor Augen zu rufen.

Von nun an arbeitet sie mit vollem Einsatz mit und scheint auch zu Hause ihre Entspannung regelmäßig zu üben, denn eines Tages erzählt sie der Gruppe stolz:

»Wenn ich jetzt einen Anfall von Heuschnupfen habe und die Nase zu laufen anfängt und weh tut, dann brauche ich nur noch das Wort ›Nase‹ zu denken, und alle Beschwerden von meinem Heuschnupfen sind mit einem Schlag weg.«

Die Suggestion bei Osteoporose

Für die Osteoporose-Kranken würde die Suggestion etwa folgendermaßen lauten:

»Meine Knochen sind lebendig und kräftig, Energie und Leben durchströmt meinen Körper.« Oder:
»Meine Knochen haben eine kräftige Struktur; sie sind voller guter Mineralien.« Oder nur
»Meine Knochen sind immer gesund und kräftig.«

Den Patienten wird anhand von Bildmaterial gezeigt, wie ein gesunder Knochen aussieht. Gleichzeitig werden sie darüber aufgeklärt, daß jede Belastung (nicht Überlastung) dem Knochen guttut (s. auch Kapitel 11, *Bewegung*). So können sie sich bildlich vorstellen, wie bei Belastung durch die verschiedensten Körperübungen genau die richtigen Mineralien an der richtigen Stelle im Knochen eingebaut werden.
Auf der nachfolgenden schematischen Darstellung eines Knochens sind die Faktoren der Versorgung hervorgehoben, die mit solchen Vorstellungen und Suggestionen angeregt werden. Von rechts nach links verläuft der Übergang von der harten und dichten Außenschicht (Corticalis) zur weichen Spongiosa, in der das Knochenmark liegt. Rechts oben sieht man die Gefäße, wie sie innerhalb der Corticalis verlaufen;

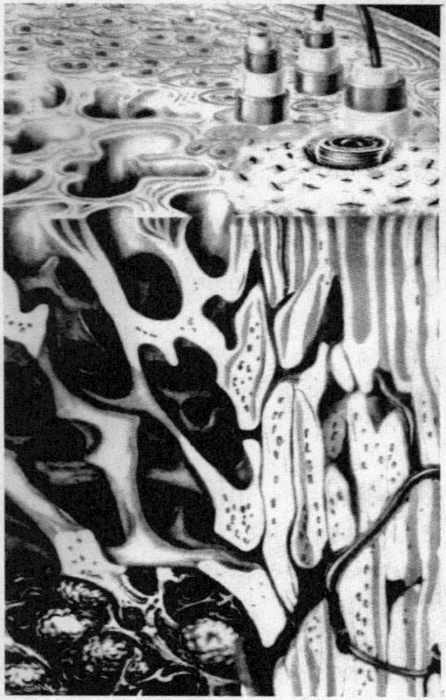
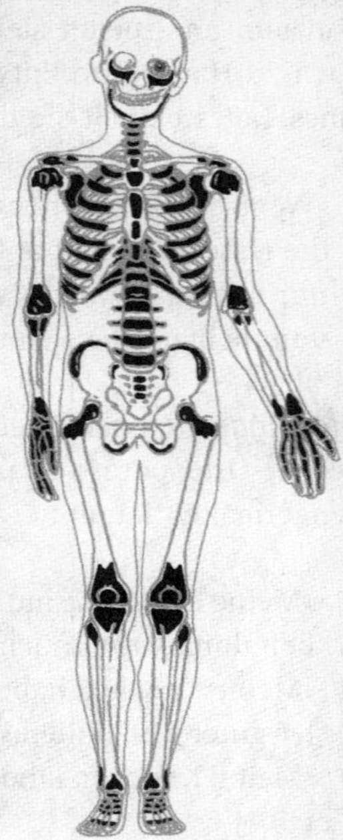

Abb. 17: Die Versorgungswege der Spongiosa (links)
Abb. 18: Die Orte der Blutbildung im Skelett des Erwachsenen (rechts)

links unten sind die Stammzellen des Knochenmarks dargestellt, wie sie sich zu bestimmten Blutzellen ausbilden. Diese Versorgungsvorgänge sollte man sich durchaus so aktiv vorstellen wie das Bild des unablässig pumpenden Herzens. Daneben steht zur Erinnerung noch einmal das Skelett mit den wichtigsten blutbildenden Knochenpartien.
Das Ergebnis einer solchen guten Versorgung ist die intakte Spongiosa der nächsten Abbildung. Diese Vorstellungen werden während der Entspannung des Autogenen Trainings auf-

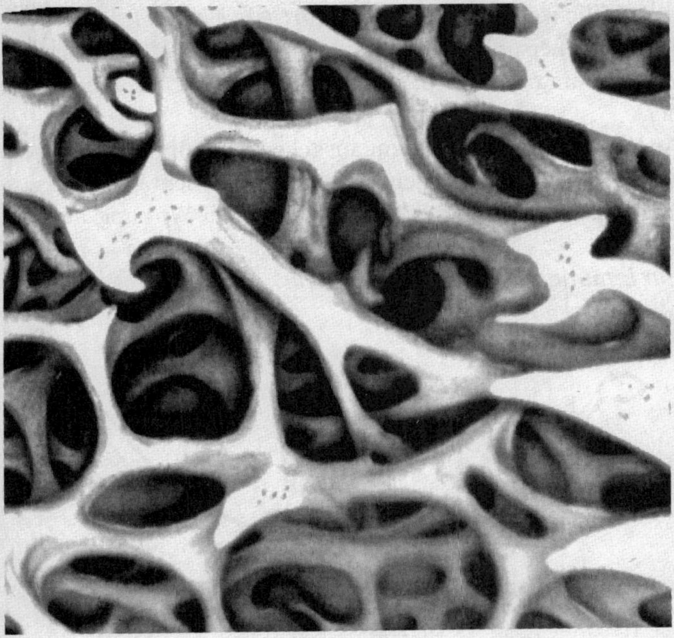

Abb. 19: Mikroskopische Abbildung einer intakten Spongiosa

gebaut, belebt und entwickelt. Ein Schritt weiter wäre es, diese Vorstellungen und Suggestionen mit der Bewegungsübung zu verbinden.

Mit Entspannung 30mal wirksamer

Immer wieder wird die Frage gestellt, ob die Suggestionen nicht ohne Entspannung auch nützen würden. Natürlich wirken sie auch ohne Entspannung. Der Fall der Katharina M. scheint dies auch zu belegen.

In Wirklichkeit hat diese Frau *durch regelmäßiges Üben* für sich ihren persönlichen Zugang zum Unterbewußten oder zur Entspannung gefunden, ihre persönliche Tür zu ihrem Körper.
Ansonsten kann man davon ausgehen, daß eine jede Vorstellung ohne einen solchen Zugang zwar nicht wirkungslos bleibt, aber mit Entspannung 30mal soviel Wirkung ausübt.

Zur Ermutigung der Ungeduldigen …

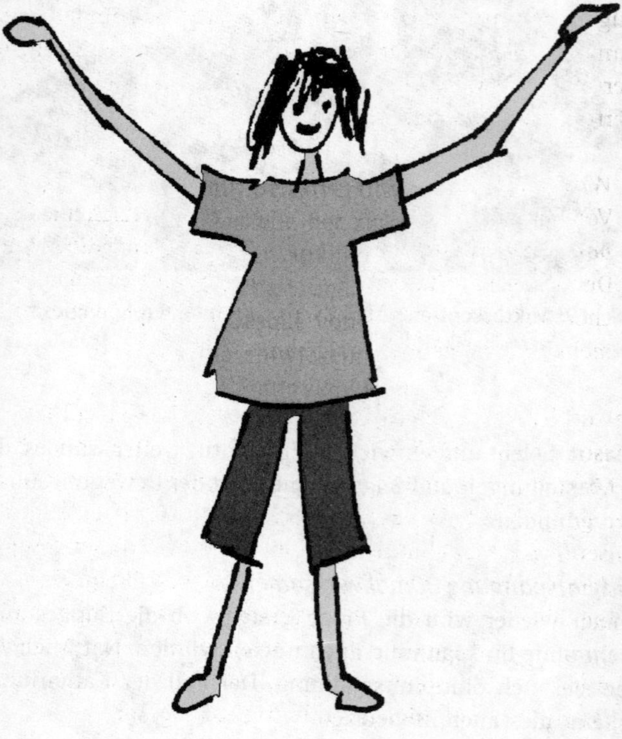

Anhang A

Referenzadressen

Osteoporose-Selbsthilfegruppen

An mehreren Stellen dieses Buches wird auf Referenzadressen verwiesen. Nach sorgfältiger Überlegung scheint eine vollständige Liste aller Selbsthilfegruppen des deutschsprachigen Raumes jedoch nicht nur aus Platzgründen wenig sinnvoll. Die Kontaktadressen ändern sich regelmäßig, und wer die Hilfe wirklich haben will, findet es auch der Mühe wert, das Telefonbuch aufzuschlagen.

- *Wichtig:*
  Vor Telefonbucheinträgen, die bauernfängerisch mit *Osteoporose-Diagnostik* locken, sollte man sich unbedingt hüten. Denn meistens handelt es sich um gezielte Versuche, Knochendichtemeßgeräte zu amortisieren, ohne Aussicht auf mehr als eine pauschale Östrogenersatztherapie.

Bei den Osteoporose-Selbsthilfegruppen (SHGs) gibt es erwiesenermaßen auch Ideologien und Rivalitäten, je nach Zugehörigkeit zu irgendwelchen Firmen oder Vereinen. Da muß der gesunde Menschenverstand des einzelnen entscheiden. Unserer Erfahrung nach herrscht bei vielen dieser Gruppen leider auch noch eine viel zu große Ärztegläubigkeit – verständlicherweise, nachdem sie eben leider »großzügigerweise« von einschlägigen Pharmaunternehmen mit Information und teils auch ausreichend finanzieller Unterstützung eingedeckt werden, um nicht »abtrünnig« zu werden.

Konkret warnen wollen wir auch vor einem unkritischen Verhältnis zum »Kuratorium Knochengesundheit e. V.«. Diese gewiß lobenswerte Einrichtung wird finanziert von etwa 20 Pharmaunternehmen, deren Umsatz sich zu einem erheblichen Anteil aus osteoporosebezogenen Präparaten und Produkten ergibt. Damit soll niemand verteufelt werden, schließlich ist Eigeninteresse legitim. Wir wollen lediglich das jeweilige Kind beim Namen nennen.
Hier nun eine kleine Auswahl von Adressen, die vielleicht weiterhelfen können:

Bundesselbsthilfeverband Osteoporose e. V.
Kirchfeldstraße 149
40215 Düsseldorf
02 11/31 91 65

Deutscher Verband für Gesundheitssport und
Sporttherapie DVGS e. V.
Vogelsanger Weg 48
50354 Hürth-Efferen
0 22 33/6 50 17

Osteoporose-Gesellschaft München e. V.
Allgäuer Str. 87
81475 München
0 89/7 55 11 68

Universitätsklinik für Physikalische Therapie der LMU,
München

Andere Selbsthilfegruppen

Seitdem sich zwei hoffnungslose Alkoholiker, Bill und Bob, 1935 in der Stadt Akron im US-Bundesstaat Ohio zusammenfanden, um sich gegenseitig aus ihrer Alkoholkrankheit herauszuhelfen, und seitdem 1939 das erste *Big Book* gedruckt wurde, hat das von den beiden entdeckte (gewiß nicht erfundene) Prinzip der »Anonymen Alkoholiker« Millionen von Menschen einen Weg aus der Abhängigkeit gezeigt.

Die erfolgreichen Selbsthilfegruppen, seien dies nun Alkoholiker oder Drogensüchtige, Eßsüchtige, Nikotinsüchtige, Sexsüchtige usw., leben alle nach den 12 Schritten und 12 Traditionen, die Ende der dreißiger Jahre zum ersten Mal formuliert wurden.

Der Zusammenhang dieser Sucht-Selbsthilfegruppen mit dem Thema dieses Buches liegt selbstverständlich im »gesunden Instinkt« beim Essen und bei der so oft überschrittenen unsichtbaren Grenze zum tagtäglichen entgleisten Eßverhalten. Im weitesten Sinne jedoch ist Suchtverhalten überhaupt nicht von unserem »kleinen traurigen Männchen« zu trennen, dessen miserables Selbstwertgefühl den nahezu idealen Nährboden für alle Variationen von Sucht darstellt – und für Osteoporose.

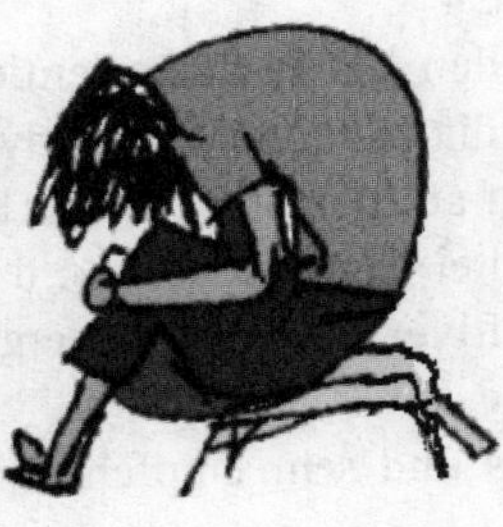

Weiterführende Literatur

Weil ein Buch niemals allen alles sein kann, haben wir mit einiger Sorgfalt die über 30 im deutschen Buchhandel aufgelisteten osteoporosebezogenen Titel durchgesehen und sind zur nachfolgenden Auswahl gelangt.
Von denjenigen Büchern, die wir nicht erwähnen, wollen wir ausdrücklich abraten, denn sie erscheinen uns zu veraltet, zu oberflächlich, zu wenig informativ im Sinne eines wirklichen Verständnisses oder einer echten Vorbeugemöglichkeit, oder sie dienen zu sehr dem Interesse bestimmter finanzieller Interessengruppen, oder sie sind schlicht zu banal.
Auch die meisten Patientenbroschüren sind deshalb nicht auf dieser Liste, weil sie den Leser bevormunden, ihn für dumm verkaufen, Sachverhalte unzulässig vereinfachen, und das in fast allen Fällen mit dem Ziel, ein bestimmtes Produkt zu verkaufen oder Goodwill für die betreffende Firma und/oder Institution zu machen.

Ayalon, Judith; Ariel Simkin:
Das Osteoporose-Trainingsprogramm. Die neue Methode zur Vorbeugung und Bekämpfung von Knochenschwund
München: Mosaik, 1994
Dieser Titel ist von allen bewegungsorientierten Osteoporose-Büchern der lebendigste und der positivste. Das Augenmerk der Autoren liegt auf dem Aufbau der Knochen. So lautet auch der Originaltitel »Bone Loading«, d. h. das Aufladen des Knochens mit positiver Bewegungsenergie, mit den Knochenanbausignalen etc.
Insgesamt ein schönes und sehr empfehlenswertes Buch für jeden.

Dapra, Regine:
Ich lebe mit Osteoporose
Düsseldorf, Wien: Econ, 1993
Frau Dapra beschreibt in ihrem teilweise autobiographischen Buch ihren Weg aus der urplötzlich eintretenden Situation ihres ersten und einzigen osteoporosebedingten Bruches. Dieses Buch ist keine Quelle sachlich umfassender Information, sondern eine Geschichte, in der man am hoffnungsvollen Weg der Autorin teilhaben darf.

Faber, Hans von; Herbert Haid:
Endokrinologie; Einführung in die Molekularbiologie und Physiologie der Hormone
Stuttgart: Ulmer, 4. Aufl. 1995
Hier handelt es sich eher um ein Buch zur Vertiefung medizinischer Sachkenntnis. Es setzt auch eine gewisse kritische Fachkenntnis voraus, denn nicht alles ist uneingeschränkt und vollständig zu übernehmen. Den besten Wert hat dieser Titel als Anregung zur selbständigen Weiterarbeit.

Faller, Rolf:
Autogenes Training – Anwendung, Heilwirkungen, Methoden
Niedernhausen/Ts.: Falken, 1986
Dieses Basiswerk zum Autogenen Training hat keinen Schnickschnack, braucht es auch nicht.

Kanis, John A.:
Osteoporose
Berlin, Wien: Blackwell Wissenschafts Verlag, 1995
Unter allen von sogenannten Osteoporose-Päpsten verfaßten Fachbüchern ist dies einer der wenigen »offenen« Titel. Es ist geradezu erholsam, auch Zweifel zu lesen, Warnungen und Abgrenzungen.

Klein, Klaus:
Osteoporose heute; ein Leitfaden zur Ernährungsberatung
Köln: gkv, 1993
Wer sich mehr mit der Ernährungsseite der Osteoporose-Therapie befassen will, findet hier ein gutes, fundiertes Werk, das niemandem gefallen will, sondern einfach grundlegend und nachvollziehbar informiert. Geeignet für Fachleute und (bedingt) auch für Laien.

Lang, Florian:
Pathophysiologie, Pathobiochemie; eine Einführung
Stuttgart: Enke, 4. Aufl. 1990
Dies ist eines der Basiswerke für alle, die sich in die Materie der Medizin genauer hineinarbeiten wollen oder müssen. Ohne Fremdwörter geht es hier nicht ab. Daher nur für Leser mit Fachkenntnis zu empfehlen.

Nebmaier, Wolfgang; Elisabeth Portmann:
Revolution in der Therapie und Prävention von Osteoporose. Naturheilkundliche Verständnis- und Therapiekonzepte
Stuttgart: Johannes Sonntag, 1997
Dieser Titel ist das Fachbuch zum gleichen Thema, für alle, die noch mehr Daten haben wollen, die Details und Hintergründe der bewährtesten naturheilkundlichen Arzneimittel nachlesen wollen und die noch tiefer in die Konzepte hinter den neuen Verständnismodellen eindringen wollen.

Ornstein, Robert E.; David Sobel:
Das Gehirn, Schlüssel zur Gesundheit
Freiburg i. Br.: VAK, 1995
Ornstein und Sobel sprechen in diesem Buch kein einziges Mal über Osteoporose. Und dennoch besteht ein direkter Zusammenhang zwischen dem Thema des Gehirns als zentrale

Schaltstelle unserer Gesundheit und dem Hergang und der Therapie der Osteoporose. Teils amüsant, teils etwas lang, aber immer relevant.

Portmann, Elisabeth:
Yoga gegen Osteoporose – eine Bildtafel
Ingolstadt: Yoga im Park, 1997
Adresse: Harderstr. 10, 85049 Ingolstadt
Auf dieser praktischen und preiswerten Bildtafel sind in sehr lebendiger Art diejenigen Yoga-Übungen dargestellt, die sich am besten zur Vorbeugung und Therapie bei Osteoporose bewährt haben.

Riedweg, Franz:
Hormonmangel; Theorie und Praxis der pflanzlichen Hormondrüsen-Stimulation
Stuttgart: Johannes Sonntag, 1986
Ein großes »kleines Büchlein«, das mehr Augen öffnet, als es alle Fragen bis ins letzte beantworten will. Für Dr. Riedweg sind nach mehr als 50 Jahren Arztleben trotz aller Wissenschaftlichkeit viele Dinge einfach so, wie sie sind.

Rhyner, Hans:
richtig yoga
München: BLV-Verlagsges., 1984
Die Empfehlung für Anfänger. So einfach und übersichtlich dieses kleine Buch ist, verleiht es doch bereits durch seine Zeichnungen das richtige Gefühl für Yoga.

Satyananda, Swami Saraswati:
Asana – Pranayama – Mudra – Bandha
Brombachtal: Ananda-Verlag, 1989
Wer sich noch etwas tiefer mit Yoga befassen will und etwas

vom indischen »Originalgeschmack« wünscht, wird sich diesem Titel nicht entziehen können. Hier wird am meisten vom Eintauchen in die Welt des Yoga vermittelt.

Schild, H. H.; M. Heller (Hrsg.):
Osteoporose
Stuttgart, New York: Thieme, 1992
Das zweite der guten medizinwissenschaftlichen Osteoporose-Bücher. Weil die unterschiedlichen Verfasser fast alle Spezialisten in einem Bereich der bildgebenden Diagnose sind, schreiben sie über Osteoporose selbst vorwiegend ungeschminkt und ambitionslos. Daher findet man in manchen Absätzen und zuweilen auch zwischen den Zeilen verblüffend klare Aussagen oder Gedanken über Zusammenhänge der Osteoporose.

Silbernagl, Stefan; Agamemnon Despopoulos:
Taschenatlas der Physiologie
Stuttgart, New York: Thieme, 4. Aufl. 1991
Keine Bibel, aber ein Klassiker der medizinischen Grundlageninformation. Der Titel verspricht nicht zuviel, denn jeder Textseite gegenüber findet sich eine bildliche Darstellung der gerade beschriebenen physiologischen Tatsachen.

Sivananda Yoga Zentrum:
YOGA – für alle Lebensstufen – in Bildern
München: Gräfe und Unzer, 1985–1996
Dieses Yoga-Buch ist keiner der üblichen Ratgeber, sondern so »yogisch«, wie ein Buch noch ohne Sanskrit werden kann. Der Grund ist die »Handschrift« von Swami Vishnudevananda, dem indischen Yogi, der einer der Pioniere war, die Yoga in den westlichen Ländern bekannt gemacht haben.

Anhang B

Daten zur Labordiagnostik

Schritte der Labordiagnostik

Wenn es nach einer ausführlichen Anamnese (s. Kapitel 9) angebracht erscheint, ein vermutetes Osteoporose-Risiko durch Laboruntersuchungen weiter einzugrenzen, empfehlen sich folgende Vorgehensweisen:

1. Schritt
- Pyridinolin/Hydroxypyridinolin-Messung (sog. *Crosslinks*) im Urin (empfohlen 1 Jahr nach Menopause)
- Calcium und Phosphat und alkalische Phosphatase im Blut und im 24-Stunden-Urin

2. Schritt
- Calcitriol
- Parathormon
- Schilddrüsenhormone und schilddrüsenstimulierende Hormone (TSH)

Laborwerte zur Bestimmung der Knochenumbauaktivität

Zur genaueren Einschätzung der Umbauvorgänge im Knochen gibt es bestimmte Laborwerte, nach denen man auf den Knochenanbau und den Knochenabbau schließen kann. Diese relativ neuen Methoden zur Bestimmung der Knochenumbaurate sind bisher hauptsächlich zur Verfeinerung der Diagnostik angewendet worden. So versucht man beispielsweise, zwischen schnellem oder langsamem Knochenmasseverlust

zu unterscheiden oder den zu erwartenden Knochenmasseverlust über zwei Jahre vorherzusagen. Wie immer setzt die Auswertung solcher Messungen voraus, daß der Betroffene nichts gegen den Verlauf des Knochenmasseverlusts unternimmt.
Die nachfolgend genannten Laborparameter werden hier nur in dem Maße erläutert, wie es nötig ist, um zu verstehen, warum sie für die Einschätzung des Knochenumbaus von Bedeutung sind.

1. Tartratresistente saure Phosphatase
Osteoklasten enthalten große Mengen dieser Phosphatase. Da aber auch andere Zellen saure Phosphatase freisetzen, wird die genaue Bedeutung erst nach weiteren Entwicklungen abschätzbar werden.

2. Hydroxyprolin und Hydroxylysin
Hydroxyprolin ist ein Eiweiß, das fast ausschließlich im kollagenen Bindegewebe vorkommt, die Hälfte davon im Knochen. Es kann jedoch auch aus der Nahrung stammen und unterliegt einer Vielzahl von Einflüssen. Allgemein schließt man aber dennoch aus einer Erhöhung dieses Wertes auf einen vermehrten Knochenabbau.
Hydroxylysin ist ebenfalls hauptsächlich im Kollagen des Knochens zu finden. Der Gehalt der Knochenmatrix an den beiden Eiweißen unterscheidet sich im Vergleich zu anderen Bindegeweben. Daher erwartet man aus der getrennten Bestimmung der beiden Werte Aufschluß über den Hergang des Knochenmasseverlustes.

3. Pyridinolin- und Desoxypyridinolin-Crosslinks
Bei der Matrixherstellung werden die Kollagenfasern miteinander quervernetzt, um die Stabilität zu erhöhen. Dabei ent-

stehen die Pyridinolin- und Desoxypyridinolin-Crosslinks. (Der Begriff *Crosslinks* bedeutet nichts anderes als Querverbindungen.) Besonders die Desoxypyridinolin-Crosslinks gibt es in großen Menschen ausschließlich im Kollagen des Knochens. Wenn Kollagen abgebaut wird, werden die Cross-links in die Blutbahn freigesetzt und im Urin ausgeschieden.

Laborwerte zur Bestimmung des Knochenanbaus

1. Knochenspezifische alkalische Phosphatase

Die alkalische Phosphatase im Serum ist der am häufigsten verwendete Parameter des Knochenanbaus. Die alkalische Phosphatase wird aber nicht nur von Osteoblasten, sondern auch in der Leber und in den Gallengängen hergestellt. Seit kurzer Zeit gibt es auch die Möglichkeit, eine knochenspezifische alkalische Phosphatase mit hoher Präzision zu bestimmen.

2. Osteokalzin

Osteokalzin ist ein Eiweiß, das nur im Knochen und im Zahn vorkommt. Seine genaue Bedeutung ist noch nicht bekannt. Es wird hauptsächlich von Osteoblasten hergestellt und in die Knochenmatrix eingebaut. Ein kleiner Anteil gelangt in das Serum. Aus der Höhe des Osteokalzins schließt man auf die Aktivität der Osteoblasten.

3. Prokollagen-I-Extensionspeptide

Das Kollagen Typ I ist die am häufigsten vorkommende Form des Kollagens. 90 Prozent der Knochenmatrix bestehen aus diesem Kollagen Typ I. Daher kann man aus der Messung der Prokollagen-I-Extensionspeptide direkt auf den Knochenanbau schätzen. Dabei sind jedoch zwischen morgens und nachmittags tageszeitliche Schwankungen von insgesamt 20 Prozent zu berücksichtigen!

Gegenanzeigen und Nebenwirkungen von Geschlechtshormonen

Nachfolgend die vollständige Liste der Anwendungsverbote, Anwendungseinschränkungen und Nebenwirkungen, die in der vom Bundesverband der Pharmazeutischen Industrie (BPI) jährlich herausgegebenen »Roten Liste« über Östrogene angeführt sind (manche Ausdrücke sind eingedeutscht):

Östrogene dürfen nicht gegeben werden bei:

- akuten und chronisch sich verschlechternden Leberkrankheiten
- früheren oder bestehenden Lebertumoren
- Störungen der Gallensekretion
- Gallestau (auch wenn er innerhalb der Leber verursacht ist)
- hormonabhängigen Tumoren (Gebärmutter, Brust); auch bei Verdacht; auch nach Therapie
- schwer behandelbarer Fettstoffwechselstörung (Hypertriglyceridämie)
- Otosklerose (mit Verschlechterung bei Schwangerschaft)
- Bauchspeicheldrüsenentzündung
- Neigung zu Thrombosen (Blutgerinnseln)
- ungeklärten Vaginalblutungen
- Bluthochdruck
- Migräne im Zusammenhang mit der Regelblutung

Östrogene sind nur unter Vorbehalt zu geben bei:

- akuten hepatischen Porphyrien (Störungen der Blutfarbstoffherstellung in der Leber)
- allen Formen eingeschränkter Leberfunktion
- allen Gallenblasenerkrankungen
- Störungen des Fettstoffwechsels
- Myomen (einschl. Neigung zu Myomen)

- Endometriose
- Thrombophlebitis (vergangene und gegenwärtige)
- bevorstehender Operation (wegen Thrombosegefahr)
- längerem Bewegungsmangel
- Morbus Raynaud
- peripheren Durchblutungsstörungen
- Nierenschwäche
- Zuckerkrankheit (schwerer)
- Ödemen und Neigung zu Ödemen

Sofort absetzen bei:
- Thrombosen/Embolien
- Durchblutungsstörungen
- migräneartigem Kopfschmerz (wenn er sonst nicht auftritt)
- akuten Sehstörungen
- Blutdruckanstieg
- Gelbsucht durch Gallenwegsverschluß
- abnormalen Leberwerten
- Hörsturz

Vorsicht bei:
- Ausschlägen
- Erythemen
- Juckreiz
- Pigmentveränderungen
- Beinkrämpfen
- Schwindel
- Kopfschmerzen, Migräne
- Depressionen
- Zunahme epileptischer Anfälle
- Kontaktlinsenunverträglichkeit
- Übelkeit, Erbrechen
- Hepatitis (ohne Gelbsucht) mit Juckreiz

- Ödemen
- Gewichtszunahme
- Brustspannen, Brustschmerzen
- Veränderungen der Libido
- Zwischenblutungen
- Vaginalinfektionen (Candida)
- Vergrößerung von Uterusmyomen

Knochendichte-Meßverfahren

Standardverfahren

Technik	SXA	DXA	QCT
Lokalisation	prox. Radius (cortical)	Wirbelsäule, Hüfte (gesamt)	Wirbelsäule (trabekulär)
Empfindlichkeit	1 X	2 X	3–4 X
Präzision	2–3 %	2–4 %	2–5 %
Genauigkeit	5 %	4–10 %	5–20 %
Zeit	15 min	20–40 min	10–20 min
Dosis	10 mrem	5 mrem	100–1000 mrem

Technik	SPA (rektolin.)	DXA	QCT (automatisch)
Lokalisation	distaler Radius, Kalkaneus (gesamt)	Wirbelsäule, Hüfte (gesamt)	Wirbelsäule (Hüfte), (trabekulär/ gesamt)
Empfindlichkeit	2 X	2 X	3–4 X
Präzision	1–2 %	1–2 %	1–2 %
Genauigkeit	5 %	3–5 %	5–10 %
Zeit	1>20 min	5 min	10 min
Dosis	5–10 mrem	1–3 mrem	100–300 mrem

Anhang C

Glossar medizinischer Fachbegriffe

1,25-Dihydro-Cholecalciferol:	Vitamin-D-Hormon, entsteht aus den Vitamin-D-Vorstufen Cholecalciferol und Ergocalciferol unter Einfluß des Parathormons in den Nieren
Akromegalie:	durch einen nach dem Wachstumsalter auftretenden Überschuß von Wachstumshormon bedingtes übermäßiges Wachstum bestimmter Körperteile (z. B. Nase, Kinn, Jochbeine, Hände u. v. m.)
alkalische Phosphatase:	am Calciumstoffwechsel beteiligtes Enzym der Leber
Anabolika:	den Stoffwechsel in Richtung Muskelaufbau beeinflussende Substanzen
Analgetika:	schmerzstillende Mittel (beispielsweise Aspirin, Paracetamol etc.)
Anamnese:	Erhebung der Vorgeschichte oder Krankengeschichte des Patienten, entweder durch den Patienten selbst (Eigenanamnese) oder durch den Therapeuten
Androgene:	Steroidhormone; Sammelbegriff für die männlichen Sexualhormone
Antikonvulsivum:	Medikament, das eine krampflösende bzw. krampfverhindernde Wirkung besitzt
Azidose:	Stoffwechselstörung durch Säureansammlung im Körper

Biopsie:	Entnahme von Gewebematerial (vom Lebenden)
Bisphosphonate (Diphosphonate):	Substanzgruppe mit hemmender Wirkung auf die Osteoklasten und den Knochenabbau
BMU:	*Basic multicellular unit*, Umbaueinheit des Knochens, funktionelle Einheit, in der (angeblich) Osteoklasten und Osteoblasten zusammenarbeiten
Calcitonin:	Hormon der C-Zellen der Schilddrüse; dient zur Regulierung des Calciumgleichgewichtes im Blut
Calcium:	metallisches Element, verantwortlich für die Festigkeit des Knochens, außerdem erforderlich für die Kontraktionsfähigkeit der Muskeln und die Reizbildung der Nerven
Cholecalciferol:	Vitamin D_3, Vorstufe des (Vitamin-)D-Hormons
Cholesterin:	Grundsubstanz der Steroidhormone (Geschlechtshormone, Corticoide und Cholecalciferol) und der Gallensäuren
Compacta (Substantia compacta):	s. *Corticalis*
Computertomographie, quantitative:	Methode der Knochendichtemessung
Corticalis:	dichte äußere Schicht des Knochens
Cortisol:	Hormon der Nebennierenrinde, hemmt die Osteoblasten
Corticoide:	dem Körper zugeführte Substanzen mit Cortisolwirkung
Cushing-Syndrom:	Überproduktion von Cortisol durch eine Erkrankung der Nebennierenrinde

Densitometrie: Knochendichtemessung

Diabetes mellitus: Zuckerkrankheit, Insulinmangel

Diuretika: Medikamente zur Steigerung der Harnausscheidung

DPA: duale Photonenabsorptionsmetrie (Wirbelsäule und Schenkelhals)

DPX: Englisch für *DPA*

Elle (Ulna): an der Kleinfingerseite gelegener Unterarmknochen

endokrin: bezeichnet Drüsen, die ihre Sekrete direkt in die Blutbahn oder ins Gewebe abgeben

Enzyme: Eiweiße, die chemische Reaktionen im Körper beschleunigen

Epithelkörperchen: s. *Nebenschilddrüse*

Ergocalciferol: Vitamin D_2, Vorstufe des Vitamin-D-Hormons

Fasern, kollagene: Eiweißfasern zum Bau der Knochenmatrix

Fast loser: »schneller Verlierer«, eine Person, deren Knochenmasseverlust aufgrund eines beschleunigten Knochenstoffwechsels deutlich über einem altersgemäßen Mittelmaß liegt (postmenopausal über 3 Prozent)

Fettmark: gelbliches Knochenmark in den langen Röhrenknochen

Fraktur: Bruch (eines Knochens)

Gelbkörperhormon: s. *luteinisierendes Hormon (LH)*

Gestagene: synthetische Hormone, die ähnlich wirken sollen wie das luteinisierende Hormon

Glucocorticoide: Hormone der Nebennierenrinde, beein-

	flussen Kohlehydrat-, Eiweiß- und Fettstoffwechsel; s. auch *Cortisol*
Haversche Kanäle:	Gefäßkanälchen, die den Knochen in Längsrichtung durchziehen
Heparin:	gerinnungshemmende Substanz
High-turnover:	bezeichnet einen schnellen Knochenumsatz
Hirsutismus:	männlicher Behaarungstyp bei Frauen und Mädchen
Hydroxylapatit:	Verbindung von Calcium und Phosphat, die den Hauptbestandteil der harten Knochenmasse bildet
Hydroxyprolin:	Aminosäuren, deren Ausscheidung im Harn einen Hinweis auf den Kollagenstoffwechsel (Knochenstoffwechsel) gibt
Hyperthyreose:	Erhöhung der im Blut zirkulierenden Schilddrüsenhormone, meist aufgrund einer Schilddrüsenüberfunktion
Hypertonie:	erhöhter Blutdruck
Hypocalcämie:	Verminderung des normalen Kalkgehaltes im Blut
Hypogonadismus:	Unterfunktion der Geschlechtsdrüsen (Hoden, Eierstöcke)
Hypophyse:	Hirnanhangsdrüse; Teil des Zwischenhirns, in dem verschiedene hormonelle Vorgänge gesteuert werden
Hypothalamus:	gilt als oberste Steuerzentrale des Hormonsystems; Teil des Zwischenhirns; unterliegt vorwiegend nervalen Einflüssen (zentrales Nervensystem, Umwelt, Emotionen)
Inkontinenz:	Blasenschwäche; Schwierigkeit oder

	Unfähigkeit, die Blasenschließmuskel willkürlich zu kontrollieren
Insulin:	blutzuckerregulierendes Hormon der Bauchspeicheldrüse
Klimakterium:	s. *Menopause*
Knochenbälkchen:	s. *Trabekel*
Knochendensitometrie:	Knochendichtemessung
Knochendichte:	Hilfsbegriff zur Bestimmung der Knochenqualität, bei dem die durch Röntgengeräte o. ä. festgestellte Durchlässigkeit des Knochens als Qualitätshinweis verwendet wird
Knochenerweichung:	volkstümlicher Ausdruck für *Osteomalazie* oder Osteoporose
Knochenmark:	in den Zwischenräumen der Spongiosa gelegenes, blutbildendes rotes Knochenmark, vgl. *Fettmark*
Knochenmasse:	die durch unterschiedliche Verfahren für einen bestimmten Meßort bestimmte Materialdichte des Knochens
Knochenmetastase:	Ansiedelung eines bösartigen Tumors im Knochen
Kollagene:	Bestandteil der *Corticalis*, organische elastische Substanz
kollagene Fasern:	s. *Fasern, kollagene*
Kontraindikation:	Gegenanzeige; ein Grund, ein bestimmtes Mittel oder Verfahren nicht anzuwenden
Low-turnover-Osteoporose:	langsamer Knochenmasseverlust, zwischen 1,5 und 3 Prozent pro Jahr
luteinisierendes Hormon (LH):	löst bei der Frau die Reifung des Follikels und den Eisprung aus; regt

	Östrogen- und Progesteronproduktion an
Menarche:	Zeitpunkt der ersten Regelblutung
Menopause:	Aufhören der Regelblutung
Mineralisation:	Anlagerung von Mineralsalzen an die Knochenmatrix
Morbus Cushing:	s. *Cushing-Syndrom*
Mukopolysaccharide:	aus Aminozuckern und Uronsäuren aufgebaute Kohlehydrate
Myom:	Muskelgeschwulst, meist der Gebärmutter
Natriumfluorid:	eine der zur Fluortherapie verwendeten Fluorverbindungen
Natriummonofluorphosphat:	eine der zur Fluortherapie verwendeten Fluorverbindungen
Nebenschilddrüse (Parathyreoidea):	linsengroße Drüse auf der Rückseite der Schilddrüse, produziert Parathormon
Nullipara:	Frau, die *kein* Kind geboren hat
Osteokalcin:	von Osteoblasten gebildetes Eiweiß, Hinweis für Knochenanbau
Osteoklasten:	knochenabbauende Zellen
Osteomalazie:	Mangel an Mineralsalzen innerhalb des Eiweißgerüsts im Knochen, Folge: Weichheit des Knochens
Osteonen:	Baueinheit des Knochens, die als Füllung eines Bohrkanals entsteht und teilweise aus Haverschen Lamellen besteht
Osteozyten:	Knochenzellen, die mit Fortsätzen untereinander in Verbindung stehen und den Knochenauf- und Knochenabbau regeln

Östradiol:	Steroidhormon aus der Reihe der Östrogene
Östrogene:	weibliche Geschlechtshormone
Ovar, Ovarium:	Eierstock
Parathormon:	Hormon der Nebenschilddrüse
Parathyreoidea:	Nebenschilddrüse
Peak bone mass:	»höchste Knochenmasse«, die höchste Knochendichte, die die betreffende Person jemals in ihrem Leben erreichen dürfte, meist um das 30.–35. Lebensjahr
Periost:	Knochenhaut
Phosphor:	neben Calcium wichtigster Knochenbaustein
Postmenopause:	Zeitraum nach der Menopause
Prämenopause:	Zeitraum vor der Menopause
Prednison/ Prednisolon:	künstliches Steroidhormon mit entzündungshemmender Wirkung, stärker als Cortison
primäre Osteoporose:	Osteoporose ohne vorausgehende Erkrankung oder Ursache
Progesteron:	Gelbkörperhormon, gebildet in den Eierstöcken; bereitet Körper auf Schwangerschaft vor
Protein:	Eiweiß
QCT:	quantitative Computertomographie
Rachitis:	durch (meist jugendlichen) Vitamin-D-Mangel verursachte Knochenbildungsstörung
Radius (Speiche):	daumenseitig gelegener Unterarmknochen
Resorption:	Aufnahme von Substanzen in den Körper (Blut, Lymphe, Gewebe)

Röhrenknochen: langer Knochentyp, z. B. Arm- und Beinknochen

Schenkelhals: oberstes, leicht zum Becken gekröpftes Ende des Oberschenkelknochens

Schilddrüse: schmetterlingsförmige Drüse am Hals, hinter dem sog. Schildknorpel, unterhalb des »Adamsapfels«

sekundäre Osteoporose: auf bekannte Vorerkrankung zurückzuführende Osteoporose

senile Osteoporose: altersbedingter Knochenmasseverlust, etwa nach dem 60. Lebensjahr

Single-Photonen-Absorptionsmetrie (SPA): Knochendichte-Meßverfahren (meist am Unterarm)

Somatotropes Hormon: in der Hypophyse gebildetes Wachstumshormon

Spongiosa: aus feinen Bälkchen bestehendes netzartiges Gerüst im Inneren des Knochens

Substantia compacta: s. *Corticalis*

Substitution: Ersatz einer körpereigenen Substanz für Therapiezwecke, z. B. Hormonersatztherapie

TBG: Abk. für thyroxinbindendes α-Globulin, ein Eiweiß, das den Großteil des Schilddrüsenhormons innerhalb der Blutbahn bindet

Thrombose: Verschluß eines Gefäßes durch einen Blutpfropfen

Thyroxin (T4): Schilddrüsenhormon

Trabekel: Knochenbälkchen

Trijodthyronin (T3): Schilddrüsenhormon

Typ-I-Osteoporose: postmenopausale Osteoporose (eine Art der primären Osteoporose)

Typ-II-Osteoporose: senile oder Altersosteoporose (zweite Art der primären Osteoporose)

Ulna: s. *Elle*

Ultraschall: bildgebendes Verfahren durch Abtasten von Schallecho

Venenthrombose: Verschluß einer Vene durch einen Blutpfropf

Vitamin D: Allgemeinbegriff für diverse Stufen des D-Hormons

Vitamin-D-Hormon: Hormon zur Regulierung des Calciumstoffwechsels im Blut

Stichwortregister